高原地区居民膳食指南
科学研究报告（2023）

西藏自治区疾病预防控制中心　编写

指导单位: 国家卫生健康委员会食品安全标准与监测评估司
编写单位: 西藏自治区疾病预防控制中心
参与单位: 中国疾病预防控制中心
　　　　　　中国营养学会
　　　　　　西藏自治区卫生健康委员会

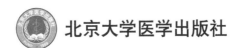
北京大学医学出版社

GAOYUAN DIQU JUMIN SHANSHI ZHINAN KEXUE YANJIU BAOGAO (2023)

图书在版编目（CIP）数据

高原地区居民膳食指南科学研究报告（2023） / 西藏自治区疾病预防控制中心编写. -- 北京 ：北京大学医学出版社，2024. 11. -- ISBN 978-7-5659-3253-3

Ⅰ. R151.4

中国国家版本馆CIP数据核字第202483CM69号

高原地区居民膳食指南科学研究报告（2023）

编　　写：西藏自治区疾病预防控制中心

出版发行：北京大学医学出版社

地　　址：（100191）北京市海淀区学院路38号　北京大学医学部院内

电　　话：发行部 010-82802230；图书邮购 010-82802495

网　　址：http://www.pumpress.com.cn

E-m a i l：booksale@bjmu.edu.cn

印　　刷：北京信彩瑞禾印刷厂

经　　销：新华书店

策划编辑：董采萱

责任编辑：靳　奕　　责任校对：靳新强　　责任印制：李　啸

开　　本：710 mm×1000 mm　1/16　　印张：7.5　　字数：138千字

版　　次：2024年11月第1版　2024年11月第1次印刷

书　　号：ISBN 978-7-5659-3253-3

定　　价：55.00元

编写委员会

序 言

            ◆——————————◆

    营养是人类健康与发展的基础，膳食是决定个体和群体营养的根基。我国幅员辽阔，地区间的食物资源、民俗风情、经济文化等的不同也带来了饮食习惯和饮食行为的差异。这种差异必定会对人群的营养与健康状况产生影响。为此，在《中国居民膳食指南（2022）》总体原则基础上，制定区域特色的膳食指南既有科学意义，也有实际需要。

    我国有内蒙古高原、青藏高原、云贵高原及黄土高原等四大高原地区，其中青藏高原是我国最大的高原，也是世界最高的高原。西藏是青藏高原的主体部分，平均海拔 4000 m以上。西藏有人口 366 万，以西藏地区为基础研究制定高原地区居民膳食指南，对改善和促进高原地区居民营养与健康意义重大。

    我们欣喜地看到，由国家卫生健康委员会立项，西藏自治区疾病预防控制中心组织完成了《高原地区居民膳食指南（2023）》和《高原地区居民膳食指南科学研究报告（2023）》。本书基于西藏自治区疾病预防控制中心积累的膳食营养调查、慢性病监测及相关研究数据，由专业团队起草，专家多轮咨询和论证，今天终于与大家见面了。

    作为长期从事营养学研究与人群营养改善工作的一名老兵，我由衷地祝贺第一部高原地区居民膳食指南面世，衷心希望《高原地区居民膳食指南（2023）》和《高原地区居民膳食指南科学研究报告（2023）》能真正用于指导高原地区居民膳食，提升高原地区居民营养与健康水平。同时，我也期待《高原地区居民膳食指南（2023）》和《高原地区居民膳食指南科学研究报告（2023）》在应用的过程中不断完善，为区域性膳食指导和营养改善提供经验。

赵文华

2024 年夏于北京

前　言

民以食为天，合理膳食是身体健康的基石。《国民营养计划（2017—2030 年）》指出，要坚持以人民健康为中心，不断满足人民群众营养健康需求，提高全民健康水平。《健康中国行动（2019—2030 年）》将"合理膳食行动"列为重大行动之一，合理膳食与居民营养健康息息相关。

高原独特的地理环境和民族文化孕育了高原地区居民独特的膳食习惯和饮食特点。近年来，随着高原地区居民生活水平的提高，居民生活方式和饮食结构发生了明显的改变，膳食质量明显提升，居民营养状况和体格发育显著改善，人均期望寿命不断增长。与此同时，高原地区居民膳食结构仍存在蔬菜、水果摄入不足、红肉摄入过多及油盐摄入过多的问题，不健康的生活方式广泛流行。高原地区居民面临着营养不足和营养过剩的双重负担，膳食因素导致的相关慢性病疾病负担呈现上升趋势，严重威胁高原地区居民的生命健康。因此，以营养健康为导向，制定符合高原地区居民膳食结构特点的高原地区居民膳食指南具有重要的指导意义。为了更加契合高原地区居民的健康需要和生活实际，探索适合高原地区居民的平衡膳食模式，认真贯彻落实习近平总书记在全国卫生与健康大会上关于营养健康工作的重要指示精神，国家卫生健康委员会立项并委托西藏自治区疾病预防控制中心编写高原地区居民膳食指南。

  为了编写好《高原地区居民膳食指南（2023）》和《高原地区居民膳食指南科学研究报告（2023）》，西藏自治区疾病预防控制中心成立指南编写工作组，整理并分析了历年来已有的监测数据（中国居民营养与健康状况监测、中国慢性病与危险因素监测、中国成年人慢性病与营养监测和中国食物营养成分监测等）和调查数据（西南区域自然人群队列研究、高原地区婴幼儿早期发展研究等）；系统梳理了国内外相关文献，查阅营养学相关书籍（《中国营养百科全书》《高原医学与生理学》《特殊人群营养学》《实用营养学》《营养与健康》《食物、营养与疾病》等）；结合现场调查，补足了缺乏的数据。编写工作组参考《中国居民膳食指南（2022）》起草本指南，并在中国营养学会、中国疾病预防控制中心和相关单位的技术支持与帮助下，经过不同领域专家多次研讨和论证，最终形成了《高原地区居民膳食指南（2023）》和《高原地区居民膳食指南科学研究报告（2023）》。

  《高原地区居民膳食指南科学研究报告（2023）》是在《中国居民膳食指南（2022）》的基础上，分析了各类食物的营养价植，高原地区居民各类食物摄入现状和存在的问题以及膳食与健康关系的研究证据，为《高原地区居民膳食指南（2023）》的编写提供重要的科学依据。

由于本书编写涉及范围广、数据信息量大，编者的学识和水平有限，不妥之处在所难免，恳请有关专家和广大读者批评指正。

编者

目 录

第一章
食物多样，青稞等谷类是膳食的基础

食物是人类赖以生存、繁衍的物质条件，含有蛋白质、脂肪、碳水化合物、维生素、矿物质、水和膳食纤维七大类营养素和一些生物活性成分，能提供人体活动所需的能量和各种营养素以满足生理代谢的基本需求。食物按其来源和性质可分为五大类：第一类为谷薯类，包括米、面、杂粮、马铃薯、甘薯等；第二类为动物性食物，包括畜禽肉类、鱼虾贝类、奶类、蛋类等；第三类为豆类和坚果类，包括大豆、杂豆、花生、核桃等；第四类为蔬菜、水果和菌藻类，包括苹果、香蕉、白菜、萝卜、木耳等；第五类为纯能量类，包括植物油、淀粉、食用糖等。

不同食物因营养素的构成不同，营养价值也不同。即使是同种食物，品种、部位、产地和烹调加工方法不同，营养价值也会存在差异。不同类别食物中含有的营养素和其他生物活性成分的种类和数量不同，只有将各种食物合理搭配，才能满足人体对能量和各种营养素的需要，不同食物主要提供的营养素见表 1-1。平衡膳食模式是保障人体营养和健康的基本原则，食物多样、谷类为主是平衡膳食模式的基础。

表 1-1　不同食物主要提供的营养素

食物类别	主要提供的营养素
谷薯类	碳水化合物、蛋白质、膳食纤维、B 族维生素
豆类和坚果类	蛋白质、脂肪、膳食纤维、矿物质、B 族维生素、维生素 E
动物性食物	蛋白质、脂肪、矿物质、维生素 A、B 族维生素、维生素 D
蔬菜、水果和菌藻类	膳食纤维、矿物质、维生素 C、胡萝卜素
纯能量类	能量、维生素 E、必需脂肪酸

一、膳食原则和建议

（一）每日的膳食应包括谷薯类、蔬菜水果类、畜禽鱼蛋奶类、豆类和坚果类

我国古代《黄帝内经·素问》一书中提出"五谷为养，五果为助、五畜为益、五

菜为充"的食物营养学概念。良好的膳食模式是保障营养充足的条件，人类需要的基本食物包括五大类，从人体营养需要和食物营养特征考虑，科学的平衡膳食模式是保障营养充足的条件之一。

高原环境对机体的消化吸收、营养素代谢有一定影响，这使得高原地区居民对能量、维生素和矿物质等的需要量有所增加。因此，高原地区居民更要坚持食物多样，做到品种多样、形式多样、颜色多样、口味多样。

（二）平均每日摄入 12 种以上食物，每周 25 种以上食物，合理搭配

只有一日三餐的食物多样，才能达到平衡膳食。按照一日三餐分配食物品种数，早餐摄入 3~5 种，午餐摄入 4~6 种，晚餐摄入 4~5 种，加上坚果等零食 1~2 种。平均每日谷薯和杂豆类食物的种类共摄入 3 种，蔬菜水果类共摄入 4 种，蛋禽畜鱼类共摄入 3 种，奶、大豆和坚果类共摄入 2 种，即可满足一天 12 种以上食物的摄入需求。如果一周摄入 25 种以上食物，则可基本涵盖膳食宝塔中每一层所包含的食物种类，也就保证了人体必需的绝大多数营养物质的摄入（表 1-2）。

表 1-2　建议摄入的主要食物种类数

食物类别	平均每日摄入的种类（种）	每周至少摄入的种类（种）
谷类、薯类、杂豆类	3	5
蔬菜水果类	4	10
蛋禽畜鱼类	3	5
奶、大豆、坚果类	2	5
合计	12	25

（三）每日摄入谷类食物 220~330 g，薯类 55~110 g

在食物多样的基础上，坚持谷类为主，合理搭配，这不仅体现了高原地区膳食结构的特点，也能满足平衡膳食模式要求。谷类含有丰富的碳水化合物，是最经济的膳食能量来源，也是 B 族维生素、矿物质、蛋白质和膳食纤维的重要来源，在保障生长发育、维持人体健康等方面发挥着重要作用。《中国居民膳食指南（2022）》建议成年人每日摄入谷类 200~300 g，其中全谷物和杂豆类 50~150 g；每日摄入薯类 50~100 g。结合高原环境对当地居民食物消化吸收、营养素代谢、营养需要的影响，为维持高原地区居民营养和健康状况，建议高原地区居民能量摄入相对其他地区高出 10%，每日摄入谷类 220~330 g，薯类 55~110 g。

（四）坚持以青稞等谷类为主的膳食模式

青稞是一种高原谷类植物，又称米麦、元麦、裸大麦，耐寒性强、生长期短、高产早熟，是高原高寒农业地区的主要粮食作物。综合青稞、小麦以及大米的各类营养素含量来看，青稞的营养价值高于后两者，主要表现在其膳食纤维含量较高，升糖指数低于小麦和大米，利于糖尿病患者的血糖控制，同时有益于肠道健康、预防便秘；B族维生素含量较高，特别是维生素 B_1 的含量丰富，对脚气病、各类神经炎等有预防和缓解作用；矿物质含量更为丰富，钾含量高达 644 mg/100 g，铁含量高达 41 mg/100 g，钙含量高达 113 mg/100 g。

糌粑作为高原地区居民的一种传统主食，具有丰富的营养价值。糌粑是将青稞、豌豆等原料经过除杂、清洗、晾干、翻炒、磨粉等工艺制成的食物，可佐以酥油、茶水、奶茶、酸奶、奶渣、盐、糖等，捏成团状食用。糌粑中碳水化合物和脂肪含量丰富，具有良好的供能作用。此外，糌粑还富含膳食纤维、氨基酸、类黄酮及钾、钙、钠等物质，适量食用有益健康。

全谷物是指未经精细化加工，或虽经处理仍保留了完整谷粒所具备的胚乳、胚芽、麸皮及其天然营养成分的谷物，如糙米、燕麦、荞麦等。全谷物比精加工的米面等谷物保留了更多的B族维生素、膳食纤维及矿物质，每日适量食用有益于保持健康体重，维护肠道健康。

二、谷薯类的营养价值

食物营养价值指某种食物所含能量和营养素满足人体营养需要的程度，营养价值高低取决于食物中营养素种类是否齐全、数量是否充足、比例是否适宜以及是否易消化吸收。了解各类食物的营养价值有助于帮助人们科学选购食物，合理配餐，以达到维护健康、增强体质及预防疾病的目的。

（一）谷类食物营养价值

谷类食物主要包括青稞、小麦、大米、玉米、小米、高粱、荞麦等，在我国居民的膳食结构中，谷类是能量和蛋白质的主要来源。谷类可提供人体每日摄取能量的50%～70%和蛋白质的40%～60%。此外，谷类还是B族维生素、矿物质和膳食纤维的主要来源，可提供50%以上的维生素 B_1。

1．蛋白质
谷类蛋白质的含量因生长地区及其气候、品种和加工方法的不同而有所差异，蛋白质含量为 7%~15%，其中青稞的蛋白质含量为 8%，大米的蛋白质含量为 7%~9%，小麦的蛋白质含量为 11%~13%。谷类中蛋白质所含必需氨基酸组成不合理，通常赖氨酸含量较低，为第一限制性氨基酸，其蛋白质的营养价值低于动物性食物。为改善谷类蛋白质的营养价值，可采用赖氨酸强化，或根据食物蛋白质互补作用，与富含赖氨酸的食物共食，如马铃薯、大豆等，达到以多补少的目的。

2. 碳水化合物

谷类中的碳水化合物主要为淀粉，含量在 70% 以上，集中在胚乳的淀粉细胞内。谷类淀粉是我国居民膳食能量供给的主要来源，也是人类最理想、最安全和最经济的能量来源，我国居民饮食中 50%~70% 的能量来自谷类中的碳水化合物。

谷类膳食纤维主要集中在谷皮，胚乳中膳食纤维含量一般低于 0.3%，因此，各种未精细化加工的谷类都是膳食纤维的良好来源。

3. 脂类

谷类脂肪含量较低，约为 2%，其中大米、小麦为 1%~2%，玉米和小米约为 4%，主要集中在糊粉层和胚芽中。谷类脂肪主要含不饱和脂肪酸，其中亚油酸含量较高，具有降低血清胆固醇、防止动脉粥样硬化的作用。

4. 维生素

谷类是 B 族维生素的重要来源，如维生素 B_1、维生素 B_2、烟酸（维生素 B_3）、泛酸（维生素 B_5）等，主要分布在糊粉层和胚芽中，谷类加工精度越高，维生素损失越多。玉米和小麦胚芽中含有较多的维生素 E，是维生素 E 的良好来源。谷类不含维生素 A、维生素 C 和维生素 D。

5. 矿物质

谷类中有 30 余种矿物质，含量为 1.5%~3%，主要分布在谷皮和糊粉层中，加工后容易损失。其中，磷、钙多以植酸盐的形式存在，吸收率较低。

（二）薯类食物营养价值

我国薯类产量丰富，经常食用的薯类主要包括马铃薯、红薯、木薯、芋头和山药等。薯类是居民日常膳食的重要组成部分，它们除了提供丰富的碳水化合物、膳食纤维外，还有较多的矿物质和 B 族维生素，兼有谷类和蔬菜的双重优点。

薯类不仅是膳食能量的来源之一，也是多种微量营养素和膳食纤维的良好来源。薯类中碳水化合物含量为 25% 左右，蛋白质、脂肪含量较低，维生素 C 含量较谷类高。马铃薯中钾和胡萝卜素的含量丰富，红薯中含有丰富的纤维素、半纤维素和果胶等，增加薯类摄入可降低便秘的发病风险。

三、高原地区居民谷薯类摄入现状

（一）大米及其制品

中国居民营养与健康监测结果显示，高海拔地区居民大米及其制品摄入量低于低海拔地区，且高海拔地区居民大米及其制品摄入量近年来有所下降，从 2010—2012 年的 64.41 g/d 下降到 2015—2017 年的 50.88 g/d（图 1-1）。

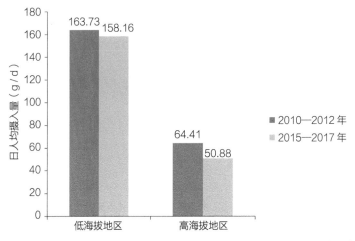

图 1-1　不同年份和海拔地区中国居民大米及其制品日人均摄入量（g/d）

2023 年一项在西藏自治区 6 岁以上居民中开展的研究显示，不同海拔地区居民大米及其制品日人均摄入量存在明显差异，海拔 2500～3499 m 地区居民大米及其制品日人均摄入量最高，为 143.55 g/d（图 1-2）。

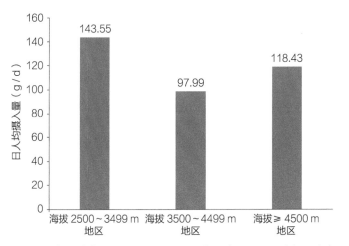

图 1-2　2023 年西藏自治区不同海拔居民大米及其制品日人均摄入量（g/d）

（二）面及其制品

中国居民营养与健康监测结果显示，高海拔地区居民面及其制品摄入量远高于低海拔地区，而高海拔地区居民面及其制品摄入量两年份间变化幅度小，其中2010—2012年摄入量为232.95 g/d，而2015—2017年摄入量为229.86 g/d（图1-3）。

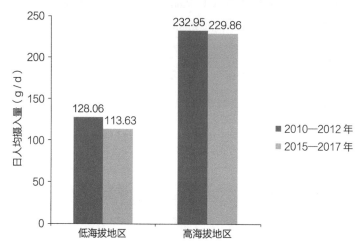

图1-3　不同年份和海拔地区中国居民面及其制品日人均摄入量（g/d）

（三）其他谷类

中国居民营养与健康监测结果显示，近年来高海拔地区居民其他谷类摄入量有大幅增长，从2010—2012年的摄入量4.75 g/d增长到2015—2017年的摄入量46.10 g/d（图1-4）。

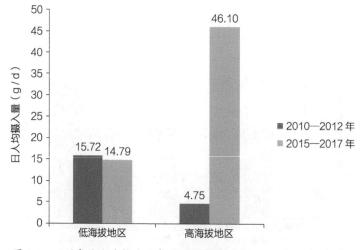

图1-4　不同年份和海拔地区中国居民其他谷类日人均摄入量（g/d）

2023 年一项在西藏自治区 6 岁以上居民中开展的研究显示，不同海拔地区居民糌粑人均摄入量存在明显差异，随着海拔的升高，糌粑日人均摄入量呈现明显上升趋势，海拔 4500 m 及以上地区居民糌粑人均摄入量最高，为 150.22 g/d（图 1-5）。

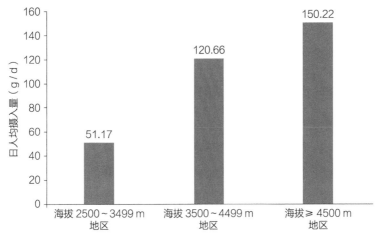

图 1-5 2023 年西藏自治区不同海拔居民糌粑日人均摄入量（g/d）

（四）薯类

中国居民营养与健康监测结果显示，高海拔地区居民薯类摄入量高于低海拔地区，且近年来不同海拔地区居民薯类摄入量均有所增长，其中高海拔地区增幅较大，从 2010—2012 年的摄入量 55.44 g/d 增长到 2015—2017 年的摄入量 102.94 g/d（图 1-6）。

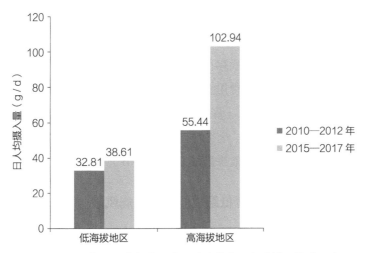

图 1-6 不同年份和海拔地区中国居民薯类日人均摄入量（g/d）

四、谷薯类与健康的关系

民以食为天，食物不仅是人体能量的来源，更与健康密切相关。人类在整个进化过程中，通过不断地寻找、选择食物，改善膳食，提高健康水平。因此人体在营养物质的生理需要和食物中营养物质的供给之间建立了平衡关系，一旦这种平衡关系失调，就会影响人体健康。

（一）增加全谷物摄入可降低全因死亡的发生风险

2017 年一项基于 19 项队列研究的 meta 分析结果表明，与低全谷物摄入人群相比，高全谷物摄入人群全因死亡风险下降 12%。剂量 – 效应关系显示，全谷物摄入每增加 30 g/d，全因死亡风险可降低 8%；摄入量达到 100 g/d 时，风险降低 25%。Huifang 等的一项研究结果显示与较低全谷物摄入量相比，高全谷物摄入量可降低全因死亡风险（RR=0.83，95%CI 为 0.78 ~ 0.89，$P < 0.001$）。

（二）增加全谷物摄入可降低心血管疾病的发病风险

2010 年一项包括 10 项队列研究的系统综述结果表明，与不吃或少吃全谷物（食品）人群相比，每日摄入 3 份全谷物食品或 48 ~ 80 g 的全谷物，可降低 21% 的心血管疾病发生风险。2017 年一项 meta 分析结果显示，全谷物摄入量每增加 28 g/d，总死亡风险降低 9%（RR=0.91，95%CI 为 0.90 ~ 0.93），心血管疾病死亡风险降低 14%（RR=0.86，95%CI 为 0.83 ~ 0.89）。

（三）增加全谷物摄入可降低 2 型糖尿病的发病风险

2012 年一项纳入 6 项队列研究和 21 项随机对照试验（RCT）的系统综述结果表明，增加全谷物摄入与 2 型糖尿病存在非线性相关，每日摄入全谷物食品 2 份以上，可获得较大的健康效益。和很少食用全谷物的人群相比，摄入 48 ~ 80 g/d 全谷物可使 2 型糖尿病的发病风险降低 26%。循证医学研究结果显示每日每增加 50 g 全谷物摄入量，2 型糖尿病风险降低 23%。全谷物与 2 型糖尿病的非线性关系显示，每日摄入 60 g 全谷物对 2 型糖尿病的预防效果最好（$P < 0.001$）。

（四）增加全谷物摄入可降低结直肠癌的发病风险

2011 年一项包括 8 项队列研究的系统综述结果显示，全谷物摄入水平较高人群和摄入水平较低人群相比，结直肠癌的相对发病风险下降 21%。剂量 – 反应关系显示，全谷物食品摄入增加 90 g/d，结肠癌发病风险降低 17%。

（五）全谷物摄入有助于维持正常体重，延缓体重增长

2008 年一项纳入 15 项以欧美成年人为主的队列研究和横断面研究的 meta 分析结果表明，全谷物摄入量 > 48 g/d 的人群与摄入量 < 8 g/d 的人群相比，其体重指数（BMI）降低 0.63 kg/m²，腰围减少 2.7 cm，腰臀比降低 0.023。2012 年一项纳入 38 项研究的系统综述结果显示，增加全谷物摄入会使 13 岁以上的青少年和成年人体重增长风险降低 17%。

（六）增加燕麦、荞麦等的摄入具有改善血脂水平作用

2016 年一项纳入 58 项随机对照研究的系统综述结果显示，与精制谷物组相比，每日摄入 70 g 燕麦，持续 3 周以上，可明显降低低密度脂蛋白胆固醇（LDL-C）、非高密度脂蛋白胆固醇（non-HDL-C）和载脂蛋白 B（ApoB）的水平。2018 年一项纳入 12 项随机对照研究的系统综述显示，与基线值或对照组相比，增加荞麦摄入可分别降低总胆固醇及总甘油三酯的浓度为 0.5 mmol/L 和 0.25 mmol/L。

（七）增加薯类摄入可降低便秘的发生风险

2009 年一项在中国 18 ~ 39 岁产妇中进行的薯类与便秘关系的 RCT 研究显示，与对照组每日普通饮食者相比，每日进食熟甘薯 200 g 左右能显著提前产妇产后首次排便时间，降低大便干硬、排便困难的发生率。

（八）增加藏面摄入对预防代谢综合征有益

基于 2018—2019 年西南区域自然人群队列研究西藏项目点数据的分析显示，藏面摄入量与代谢综合征的发病风险呈负相关，增加藏面的摄入可能对预防代谢综合征有益。

（九）过多摄入油炸薯片和薯条可增加肥胖的发病风险

2013 年一项在伊朗 216 名 6 ~ 12 岁儿童中进行的油炸薯片与肥胖发生风险的病例对照研究发现，肥胖与油炸薯片的摄入频率有关，增加油炸薯片的摄入频率，肥胖发生风险增加 14%。2021 年的一项 meta 分析结果显示在比较最高和最低油炸食品摄入量时，油炸食品消费与成年人超重/肥胖的发病风险高度相关（RR=1.16，95%CI 为 1.07 ~ 1.25）。

第二章
多吃蔬菜、水果，保证每日 5 种以上

水果和蔬菜是维生素、矿物质、膳食纤维和植物化学物的重要来源，是平衡膳食的重要组成部分。在全球范围内，水果和蔬菜食用量不足，是引起疾病和过早死亡的主要饮食因素之一。循证研究发现，保证每日丰富的水果和蔬菜摄入，可维持机体健康、改善肥胖、有效降低心血管疾病和肺癌的发病风险，对预防食管癌、胃癌、结肠癌等主要消化道癌症具有重要作用。

一、膳食原则和建议

（一）餐餐有蔬菜，保证每日摄入不少于 300 g 的新鲜蔬菜，其中深色蔬菜应占一半

1. 餐餐有蔬菜，深色蔬菜占一半

对于大多数人来说，遵循健康的膳食模式需要增加蔬菜的总摄入量，并随着时间的推移增加不同蔬菜的种类。蔬菜可以作为多种混合菜肴的一部分，增加蔬菜摄入量的方法包括餐餐吃蔬菜，增加混合菜中蔬菜含量，将生蔬菜作为零食食用。

我们日常吃得比较多的是浅色蔬菜，例如豆角、生菜、菜心等，其实深色蔬菜也应该多吃一些，最好可以让浅色蔬菜和深色蔬菜的食用比例为 1 : 1，也就是二者各占蔬菜量的一半。深色蔬菜是指深绿色、红色、橘红色、紫红色等蔬菜。常见的深绿色蔬菜有菠菜、油菜、芹菜、西兰花、韭菜等，红色和橘红色蔬菜有西红柿、南瓜、红萝卜、红辣椒等，紫红色蔬菜有茄子、红苋菜、紫玉米、紫甘蓝等。

2. 保证每日摄入不少于 300 g 的新鲜蔬菜

从均衡营养角度考虑，每人每日建议吃 300 ~ 500 g 蔬菜。蔬菜是膳食结构中不可或缺的一部分，是人体获取维生素、微量元素以及膳食纤维的重要途径。正常情况下，每人每日摄入 300 ~ 500 g 的蔬菜就可以满足基本需求，过多或过少都不利于健康。如果蔬菜摄入过多，可能会导致膳食纤维摄入过多，容易增加消化负担，导致腹胀；另外还可能影响其他营养物质的摄入，导致营养不均衡。如果蔬菜摄入过少，则会使维生素、膳食纤维补充不足，容易使抵抗力下降，还可能使肠道蠕动减慢，出现便秘。

（二）天天吃水果，保证每日摄入不少于 200 g 的新鲜水果，果汁不能代替鲜果

水果是平时比较常见的一种食物，种类比较丰富，如苹果、香蕉、葡萄、西瓜等，适量食用可补充身体所需的营养成分，增强抵抗力。但每日摄入过多的水果会增加胃肠道负担，导致高血糖人群病情加重。每日摄入过少会引起机体维生素、矿物质、膳食纤维的缺乏。建议每人每日应摄入 200~350 g 新鲜水果，果汁不能代替新鲜水果。

（三）每日食用 5 种以上水果和蔬菜，两者不能互相替代

1. 每日食用 5 种以上水果和蔬菜

世界卫生组织（WHO）报告中提出，水果和蔬菜摄入量过少是全球十大死亡高危因素之一。《中国居民膳食指南（2022）》建议每日蔬菜摄入不少于 300 g，水果摄入不少于 200 g。建议高原地区居民每日购买 3 种以上的蔬菜，家里还应常备 2~3 种以上的水果，餐餐吃蔬菜，天天吃水果，每日食用蔬菜和水果共 5 种以上，总量不少于 500 g。

2. 蔬菜和水果不能互相替代

蔬菜种类远多于水果，其中深色蔬菜的维生素、矿物质、膳食纤维和植物化学物的含量高于水果，故水果不能代替蔬菜；水果中碳水化合物、有机酸、芳香族化合物比新鲜蔬菜多，且水果食用前不用加热，其营养成分不受烹调因素影响，故蔬菜也不能代替水果。蔬菜和水果虽有相似的营养特点，但具体到每一种蔬菜、水果，其营养成分含量并不完全相同。例如，叶酸作为一种水溶性维生素，是胎儿发育必不可缺的营养素，水果和蔬菜中都会含有叶酸，但绿叶蔬菜中的叶酸含量要高于水果。此外，一些生物活性成分的含量也有差别，比如石榴、葡萄、草莓、蔓越莓中，含有丰富的多酚物质，具有抗氧化、抗炎、抗肿瘤的作用，而在蔬菜中含量较少。

（四）提倡多食富含维生素 C、维生素 E 的蔬菜和水果

高原地区空气稀薄，阳光缺少阻隔，紫外线辐射较强，易引起皮肤与眼睛损伤，要注意加强皮肤和眼睛的防护。适量增加富含维生素 C 和维生素 E 等抗氧化物质的新鲜水果和蔬菜，如橙子、苹果、西兰花、菠菜、西红柿等的摄入，能有效对抗自由基产生的氧化损伤。高原气候干燥，空气稀薄，适合食用具有保湿、润肺、增强抵抗力的水果，如苹果、梨、葡萄、榴莲、橙子、柠檬等。

二、蔬菜、水果的营养价值

（一）蔬菜的营养价值

蔬菜是维生素、矿物质、膳食纤维和植物化学物的重要来源，新鲜蔬菜是平衡膳食的重要组成部分，《中国居民膳食指南（2022）》建议餐餐有蔬菜，其中深色蔬菜，如红、黄、深绿等颜色蔬菜占1/2。蔬菜不仅为人体提供多种营养物质，而且能够刺激食欲，调节体内酸碱平衡，促进肠道蠕动，帮助消化，对人体的血液循环、消化系统和神经系统都有调节功能。循证研究发现，提高蔬菜摄入量，可维持机体健康，有效降低心血管、肺癌和糖尿病等慢性病的发病风险。不同蔬菜的营养价值相差较大，只有选择多种多样的蔬菜，合理搭配，才能做到食物多样，享受健康膳食。

1. 蛋白质

蔬菜不是人类蛋白质的主要来源，不同品种和种类的蔬菜蛋白质含量不同，一般在1%~3%。

2. 碳水化合物

蔬菜中以胡萝卜、洋葱、南瓜等含糖较多，为2.5%~12%，而番茄、青椒、黄瓜、甘蓝等常见蔬菜的含糖量仅为1.5%~4.5%。

膳食纤维对人体健康的有益作用已经得到广泛认可，蔬菜所含纤维素、半纤维素是膳食纤维的主要来源，不同蔬菜中膳食纤维含量不同，鲜豆类为1.4%~4%；叶菜类为1%~2.2%；瓜类较低，为0.2%~1%。

3. 维生素

新鲜蔬菜是维生素C、胡萝卜素、维生素B_2和叶酸的主要来源。维生素C含量较为丰富的蔬菜有青椒、菜花和苦瓜等，韭菜、苋菜、胡萝卜、茼蒿、菠菜、莴笋叶等蔬菜中胡萝卜素较为丰富。我国居民目前的膳食结构中，机体所需的维生素C绝大多数由蔬菜提供。蔬菜维生素C在储存、烹调和加工过程以及碱性环境下易被破坏。蔬菜切碎后组织被破坏，维生素C即与空气中的氧气接触，氧化酶便迅速促进维生素C的破坏，因此炒菜时切好的菜要立即下锅，切勿在空气中放置时间过长。蔬菜中维生素含量与品种、鲜嫩程度和颜色有关，一般叶部较根茎部高，嫩叶比枯老叶高，深色蔬菜比浅色蔬菜高。

4. 矿物质

蔬菜中含有钾、钙、铁、磷、钠、镁、铜、碘、钼、锰、氟等几十种矿物质，是矿物质的重要来源，其中以钾、钙、铁、磷的含量较为丰富，钾含量最高，占其灰分总量的 50% 左右。由于钾盐能促进心肌活动，因此蔬菜对心脏功能较差及高血压患者有一定的疗效。

含钾较多的蔬菜有豆类蔬菜、辣椒、蘑菇、香菇等。含钙较多的蔬菜有豇豆、菠菜、莴苣、芹菜、韭菜等，这些蔬菜中可利用的钙含量高达 40 ~ 160 mg/100 g。多数绿叶蔬菜含有钙和铁，含铁 1 ~ 2 mg/100 g，含钙 100 mg/100 g，但蔬菜中铁的吸收率很低，易受食物中一些因素的干扰。含锌丰富的蔬菜有扁豆、茄子、大白菜、白萝卜、南瓜等。锰缺乏会影响性发育，而植物性食物是锰的主要来源，甜菜、包心菜、菠菜的锰含量较多。

5. 植物化学物

除七大营养素外，蔬菜中还含有较多植物化学物这种生物活性成分，其具有抗氧化、降低血脂、抗微生物、抗癌、免疫调节等功效。植物化学物是植物代谢过程中产生的多种中间或末端低分子量次级代谢产物，除个别是维生素的前体物外，其余均为非传统营养素成分，包括葡萄糖苷、多酚、类黄酮、有机硫化物等。

（二）水果的营养价值

水果具有芬芳的香味和鲜艳的色彩，能促进食欲。其营养价值近似新鲜蔬菜，是人体矿物质、膳食纤维和维生素的重要来源之一。鲜果含有大量水分，蛋白质和脂肪含量低，富含果胶、有机酸、多酚类物质、植物化学物等，还是钾的重要膳食来源。流行病学研究提示，每日摄入 80 ~ 160 g 水果可使总死亡风险降低 21%，心脑血管疾病死亡风险降低 14%；增加水果摄入可降低心血管系统疾病和主要消化道癌症的发病风险，预防成年人肥胖，利于控制体重。不同水果的营养价值相差较大，选择多种多样的水果，合理搭配，有利于做到食物多样，享受健康美食。

1. 蛋白质

多数水果的蛋白质含量为 0.5% ~ 1%，还有少量其他含氮物。总体上，水果不是蛋白质的良好来源，因此不宜完全用水果代替主食。

2. 碳水化合物

水果中碳水化合物含量为 5% ~ 20%，主要为葡萄糖、果糖和蔗糖等，是甜味和能量值的主要影响因素。多数未成熟水果中含有淀粉，但随着果实的成熟，淀粉逐渐分解为可溶性糖而消失，但成熟香蕉中淀粉含量可达 3% 以上。

水果中含有纤维素、半纤维素和果胶，能促进肠道蠕动，是自然的缓泻剂。水果是膳食中果胶的主要来源，果胶是制作果浆不可缺少的胶冻物，在山楂、苹果、海棠中含量较多。

3．脂类

水果中脂肪含量在 0.5% 以下，多数水果不是膳食中脂肪的重要来源，但少数水果，如榴莲、牛油果中含有较为丰富的脂肪。

4．维生素

维生素 C 和胡萝卜素是水果中较丰富的营养物质，部分水果中的叶酸和维生素 B_6 含量较多，有的含有少量维生素 K 和维生素 E，但维生素 D、维生素 B_{12} 和维生素 B_1 含量较低。柑橘类水果是维生素 C 的良好来源，黄色和橙色的水果可提供类胡萝卜素。水果中维生素的含量受到水果种类、品种、成熟度、地区及其气候、储存方式等的影响。

5．矿物质

水果中的矿物质含量在 0.4% 左右，是钾、镁、钙、磷、铁、铜、锰等矿物质的良好来源，主要的矿物质是钾，钠含量很低。部分水果含有较为丰富的镁和铁，如草莓、大枣和山楂中铁含量较高。

6．植物化学物

水果中植物化学物含量丰富，草莓、蓝莓、桑葚、猕猴桃等浆果类富含花青素、类胡萝卜素和多酚类化合物，橘子、柠檬、柚子、金橘等柑橘类富含胡萝卜素和黄酮类物质，樱桃、桃、杏、李、梅、枣、龙眼、荔枝等核果类主要含有多酚类化合物。

三、高原地区居民蔬菜、水果摄入现状

（一）新鲜蔬菜

中国居民营养与健康监测结果显示，2010—2012 年我国高海拔地区居民新鲜蔬菜摄入量为 127.12 g/d，与 2015—2017 年的 114.86 g/d 相比，呈略微下降趋势，并远低于《中国居民膳食指南（2022）》中新鲜蔬菜的每日推荐摄入量。

不同海拔地区居民新鲜蔬菜摄入量比较显示，近年来高海拔地区居民新鲜蔬菜摄入量低于低海拔地区，仅为低海拔地区居民新鲜蔬菜摄入量的一半，提示高原地区居民新鲜蔬菜摄入量严重不足（图 2-1）。

2023 年一项在西藏自治区 6 岁以上居民中开展的研究显示，不同海拔地区居民新鲜蔬菜日均摄入量存在明显差异，海拔 2500～3499 m 地区居民新鲜蔬菜人均摄入量最高，为 210.34 g/d，但距《中国居民膳食指南（2022）》的推荐量仍有一定差距，海拔 3500 m 以上地区居民新鲜蔬菜人均摄入量明显低于海拔 2500～3499 m 地区的居民（图 2-2）。

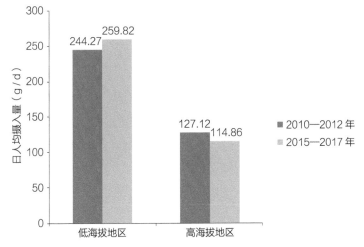

图 2-1　不同年份和海拔地区中国居民新鲜蔬菜日人均摄入量（g/d）

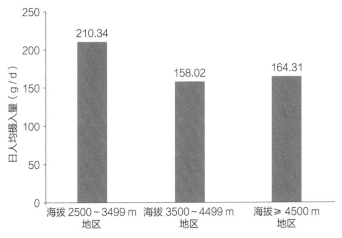

图 2-2　2023 年西藏自治区不同海拔居民新鲜蔬菜日人均摄入量（g/d）

（二）新鲜水果

中国居民营养与健康监测结果显示，近年来不同海拔地区居民的新鲜水果摄入量呈现下降趋势。其中高海拔地区居民新鲜水果摄入量从 2010—2012 年的 10.27 g/d 下降到 2015—2017 年的 6.67 g/d，而低海拔地区居民的新鲜水果摄入量从 2010—2012 年的 42.45 g/d 下降到 2015—2017 年的 34.55 g/d。

高海拔地区居民新鲜水果摄入量远低于低海拔地区居民，且低于《中国居民膳食指南（2022）》中对新鲜水果的每日推荐摄入量，提示高原地区居民新鲜水果摄入量严重不足（图 2-3）。

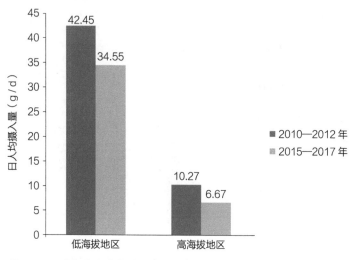

图 2-3　不同年份和海拔地区中国居民新鲜水果日人均摄入量（g/d）

2023 年一项在西藏自治区 6 岁以上居民中开展的研究显示，随海拔的升高，居民新鲜水果人均摄入量呈现下降趋势，海拔 4500 m 以上地区居民新鲜水果人均摄入量最低，为 78.32 g/d，远远低于《中国居民膳食指南（2022）》中提出的推荐摄入量（图 2-4）。

2023 年一项在西藏自治区 6 岁以上居民中开展的研究显示，超过一半的居民蔬菜、水果日均摄入量不足（＜ 400 g/d），且随着海拔的升高，居民蔬菜、水果日人均摄入不足率呈现上升趋势。建议高原地区居民进一步增加蔬菜、水果摄入量，尤其是更高海拔地区的居民（图 2-5）。

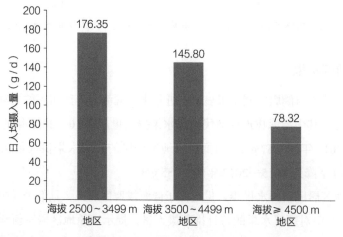

图 2-4　2023 年西藏自治区不同海拔居民新鲜水果日人均摄入量（g/d）

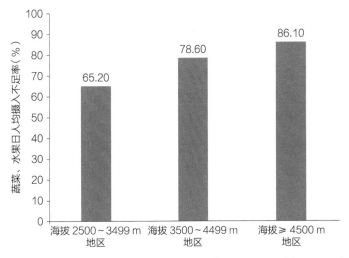

图 2-5　2023 年西藏自治区不同海拔地区居民蔬菜、水果日人均摄入不足率（%）

四、蔬菜、水果与健康的关系

（一）蔬菜

1．增加蔬菜摄入量可降低心血管疾病发病风险和死亡风险

一项纳入 6 项队列研究的 meta 分析结果显示，每增加 80 g/d 蔬菜摄入量，心血管疾病发病风险降低 13%，死亡风险降低 10%；其中，脑卒中的死亡风险降低 13%，冠心病的死亡风险降低 16%。

2．增加蔬菜摄入量可降低癌症发病风险

多项高质量研究证据显示，增加蔬菜摄入量对食管鳞（腺）癌具有保护作用；蔬菜摄入总量与胃癌的发病风险无关，但葱类蔬菜和十字花科蔬菜对胃癌具有保护作用；增加蔬菜摄入总量可降低结肠癌的发病风险。

3．增加蔬菜摄入量可降低糖尿病发病风险

一项综合 7 篇文献的系统性综述研究结果显示，随着蔬菜摄入总量的增加，糖尿病的发病风险呈下降趋势，特别是黄色蔬菜可使糖尿病的发病风险降低 38%。

4．增加蔬菜摄入量可大幅降低人体衰老速度

一项队列研究显示，增加新鲜蔬菜食物的摄入量可显著降低个体归属于中度或高度加速衰老组的可能性。

（二）水果

1．增加水果摄入量可降低心血管疾病发病风险

一项涵盖中国 122 685 名人群的前瞻性队列研究显示，水果摄入量每增加 80 g/d，心血管疾病发病风险降低 12%。此外，一系列随机对照研究结果表明水果或果汁的摄入可有效调节血压水平，对心血管具有保护作用。

2．增加水果摄入量可降低消化道恶性肿瘤的发病风险

多项 meta 分析、队列研究和病例对照研究结果显示，增加水果摄入量可降低直肠癌、食管癌和胃癌等消化道疾病的发病风险。

3．蔬菜和水果联合摄入可降低心血管疾病发病风险和死亡风险

Zurbau 等对 81 个前瞻性研究的系统回顾和 meta 分析结果显示，无论蔬菜和水果的联合评价，还是蔬菜、水果的亚组分析，蔬菜和水果的高摄入量均能降低心血管疾病和脑卒中的发生率和死亡率；而且水果中的柑橘、100% 果汁和苹果以及蔬菜中的葱类、胡萝卜、十字花科和绿叶蔬菜具有更好的效果。Aune 等也观察到了苹果、柑橘类水果、绿叶蔬菜 / 沙拉和十字花科蔬菜的摄入与心血管疾病之间呈现负相关关系。另一项研究结果显示，每日食用 2 份水果、3 份蔬菜，是延长寿命的最佳选择。国内的一项大型研究显示，普通人群每日食用 600 g 的水果和蔬菜，可以显著降低心血管疾病和全因死亡风险。但进一步的研究发现，当水果和蔬菜的总摄入量超过 600 g 时，心血管疾病的发病风险不会进一步降低。

4．蔬菜和水果联合摄入可降低肺癌、乳腺癌发病风险

2013 年中国上海的一项队列研究结果显示，蔬菜和水果摄入量的增加可使肺癌发生风险降低 24%。另外，增加蔬菜和水果摄入还可能降低乳腺癌的发病风险。

第三章
增加豆类和奶类的摄入，适量食用坚果

豆类包括大豆和杂豆，常见有黄豆、青豆、黑豆、绿豆、红豆、豌豆、芸豆、眉豆、扁豆等。杂豆以直链淀粉为主，其升糖指数低，有助于血糖的控制，还含有20%蛋白质和少量的脂肪，且杂豆蛋白质的氨基酸组成与大豆相同，属于优质蛋白质。豆类富含优质蛋白质、必需脂肪酸及多种植物化学物，多吃豆类及其制品可以降低女性骨质疏松、乳腺癌等疾病的发生风险。

奶类是营养成分齐全、组成比例适宜、易消化吸收、营养价值高的天然食品，能满足婴儿生长发育的需要。奶类食品中以牛奶的食用最普遍，适合于母乳不足的婴儿、老年人和患者等人群。牦牛奶又称为"天然浓缩乳"，其蛋白质、乳酸菌、脂肪、乳糖和钙等矿物质含量远高于普通牛奶，钾、镁、磷元素含量较其他奶制品略低。因此，整体上牦牛奶的营养补充、润肠通便的能力也高于普通牛奶。高原地区居民之所以每日吃牛羊肉，却依然可以保持肠胃通畅，与高原地区牦牛奶的优良品质是分不开的。

坚果是皮壳坚硬的干果的泛称。日常食用的坚果种类丰富，包括核桃、榛子、松子、板栗、杏仁和腰果等。适量食用坚果有助于降低全因死亡的发生风险，但是不宜一次性摄入过多，以免对身体造成不良影响。

一、膳食原则和建议

（一）坚持每日摄入豆类 15～25 g

调查结果显示，高原地区居民长期豆类摄入不足，是导致某些微量营养素摄入不足的重要原因。豆制品由豆类经加工制成，其蛋白质的吸收率较高，如豆腐、豆腐丝、豆腐干、豆浆、豆腐脑、腐竹、豆芽等。各种豆制品美味可口，促进食欲，豆芽中还含有丰富的维生素 C。

豆类富含膳食纤维、B 族维生素、钙、铁、钾、镁等，可作为健康主食的补充或精制谷物的替代品，建议膳食中常有豆类，每日摄入豆类 15～25 g。

（二）豆类与谷类食物合理搭配

豆类蛋白质含有较多的赖氨酸，与谷类食物搭配食用，可较好地发挥蛋白质的互补作用，提高谷类蛋白质的利用率。各种豆类还是烹制主食的好搭档，八宝粥、五谷豆浆、杂粮馒头等均是营养价值高的佐餐伙伴，因此豆类食物宜与谷类食物搭配食用。

（三）坚持每日饮奶300 ml以上或摄入相当量的奶制品

每日摄入相当于300 ml的液态奶并不难，例如早餐饮用一杯牛奶（250 ml），午餐加一杯酸奶（100 ml）即可。儿童应该从小养成饮用牛奶和酸奶的习惯，高原地区居民平时也可以把奶渣当成小零食来食用。每日摄入300 ml以上的牛奶、牦牛奶或相当量的奶制品，可增加机体钙、优质蛋白质和微量营养素的摄入。

（四）适量食用坚果，平均每日10 g，每周50～70 g

适量摄入坚果，可补充一定的营养物质，对身体有益。坚果中含有一定的脂肪，适量摄入可为身体代谢提供热量。此外，坚果中还含有大量的不饱和脂肪酸和氨基酸，是脑细胞健康发育的必需营养物质。

每种食物摄入过量都有弊端，坚果也不例外。因其油脂含量丰富，摄入过量可能会加重胃肠道的负担，出现腹胀、消化不良等症状，也可能会导致肥胖，甚至会增加高胆固醇血症、高脂血症等疾病的发病风险。推荐一般人群平均每日摄入坚果10 g左右，每周50～70 g；对于肥胖、高血脂等慢性病人群，建议严格控制坚果的摄入。

（五）豆类、奶类及坚果的选择应遵循多样化原则

不同种类的豆制品营养价值略有不同。每周可将豆腐、豆干、豆皮、豆浆等制品轮换食用，既能变换口味，又能满足营养需求。

高原地区奶类种类丰富，可及性强，包括牛奶、羊奶、酸奶、奶粉、奶酪、奶渣、奶皮等。奶粉和奶酪等容易储存，运输不便的地区可以冲调奶粉饮用或直接食用奶酪。酸奶对乳糖不耐受者和便秘者比较友好。因此，对于乳糖不耐受者，建议改为酸奶。高原地区居民可适当增加酸奶、奶酪、奶粉等奶制品的摄入，丰富饮食多样性。

坚果种类繁多，包括核桃、杏仁、腰果、开心果、巴西坚果等，建议多样化选择不同种类的坚果，以获取不同种类的营养成分。许多坚果厂家为了增加口味，加工时添加了盐或香精、糖精，不利于健康，因此尽量不要选择经过调味和油炸的坚果。

二、豆类、奶类、坚果类的营养价值

（一）豆类

豆类分为大豆和杂豆，大豆主要包括黄豆、青豆和黑豆，杂豆主要包括红豆、芸豆、绿豆、豌豆、蚕豆、豇豆等。豆类是高蛋白、低脂肪、中等淀粉含量的食物，籽粒含有丰富的维生素、矿物质和膳食纤维，营养价值高。其中豌豆含有钾、钙、亚硝胺分解酶、胡萝卜素、维生素 B、维生素 E、脱落酸、赤霉素 A20、植物血凝素等多种特殊成分，淀粉含量约为 50%，蛋白质为 20%～24%，脂肪为 1%～2.7%，还有大量的微量元素和维生素。高原居民把豌豆和糌粑按一定比例制作成豌豆糌粑，豌豆糌粑深受高原地区的居民喜爱。

豆类含有胰蛋白酶抑制剂、血凝素、多酚类物质、肠胃胀气因子等抗营养物，在加工不彻底时可能会产生不良反应，并影响蛋白质消化率。豆类经过一系列加工制成豆制品，不仅可以去除豆类的抗营养物，还使豆类蛋白质结构从密集变成疏松状态，蛋白质分解酶易进入分子内部，使消化率提高，从而提高豆类营养价值。如通过水泡、磨浆、加热、发酵、发芽等方法，制成豆制品，包括发酵豆制品（如腐乳、豆豉、臭豆腐等）；和非发酵豆制品（如豆浆、豆腐、豆皮、豆芽等）。大豆和绿豆制成的豆芽除含有原有营养成分外，还可产生维生素 C。

1. 蛋白质

豆类蛋白质含量在 20%～40%，显著高于谷类。豆类蛋白质中含有人体所需的各种必需氨基酸，尤其是含量较高的赖氨酸可以与谷类中蛋白质互补。其中，大豆中蛋白质所含的必需氨基酸种类齐全、数量充足，除蛋氨酸略偏低外，其他几乎与牛奶、鸡蛋等动物蛋白质相似，属于优质蛋白质。此外，大豆蛋白质还富含天冬氨酸、谷氨酸和微量胆碱，有促进脑神经系统发育和增强记忆的作用。

2. 碳水化合物

豆类中碳水化合物的主要成分是淀粉，占碳水化合物总量的 75%～80%。而大豆中淀粉含量很少，其主要成分是蛋白质和脂质，花生中约 1/3 的碳水化合物是淀粉。

3. 脂类

除了大豆、花生外，豆类中脂肪含量较低，一般为 0.5%～2.5%，主要脂肪酸为亚油酸、亚麻酸、油酸和软脂酸，其中不饱和脂肪酸含量高于饱和脂肪酸。

4. 维生素

豆类中维生素含量较高，富含维生素 B_1、维生素 B_2 和烟酸，其中维生素 B_1、维生素 B_2 含量均高于谷类和某些动物食品，被视为维生素 B_1 的最佳来源，而发芽籽粒中维生素 C 的含量丰富，可作为一年四季的常备蔬菜。

5．矿物质

豆类中钙、磷、铁、锌等矿物质含量较高，钠含量低，是人体矿物质的重要来源。

（二）奶类

奶与奶制品营养丰富，成分齐全，几乎含有人体所需的所有营养素，易消化，是人类良好的蛋白质来源。对于所有的哺乳动物来说，生命的最初几个月中，几乎全靠乳汁供给身体所需的养分。牛奶以其消化吸收率高，营养成分比例适合人类生理需要等特点被公认为一种比较理想的完全食品。不同来源奶类在营养成分上具有类似性，主要由水分、蛋白质、脂肪、乳糖、矿物质和其他非脂乳固体组成，但在某些营养素的含量和比例上略有差异。

1．蛋白质

传统上将奶中蛋白质分为酪蛋白和乳清蛋白两种。牛奶蛋白质为优质蛋白质，含量约为 2.8%～3.6%。生物价为 85，易被人体消化吸收，牛奶中还含有谷类食物的限制性氨基酸，与谷类食物混合食用能起到蛋白质互补作用。牦牛奶的乳蛋白含量在 4.6%～6.8% 之间，乳蛋白平均含量为 5.6%。牦牛奶中含免疫球蛋白 0.23 mg/100 g、精氨酸 0.87 g/100 g、共轭亚油酸 476 mg/100 g，牦牛奶中的二十碳五烯酸（EPA）和二十二碳六烯酸（DHA）含量也远高于普通牛奶。

2．脂类

奶类脂肪含量约为 3%，以微粒状脂肪球的形式分散在乳汁中，吸收率达 97%。奶类脂肪中脂肪酸组成复杂，水溶性挥发性脂肪酸，如丁酸、己酸、辛酸含量较高，这是奶脂肪风味良好及易于消化的原因。牦牛奶的乳脂肪含量在 6.5% 以上，非脂乳固体为 10.4% 以上。

3．碳水化合物

奶类碳水化合物含量为 3.4%～7.4%，主要是乳糖，母乳、羊奶、牛奶中乳糖含量依次降低。乳糖对婴幼儿神经系统的发育有重要生理作用，还能促进婴幼儿对钙、磷、镁等矿物质的吸收，促进骨骼发育。牦牛奶的乳糖含量为 5.2%。

4．维生素

奶类中含有几乎所有种类的维生素，包括维生素 A、维生素 D、维生素 E、维生素 K、B 族维生素和微量维生素 C。牛奶、羊奶是 B 族维生素的良好来源，特别是维生素 B_2。

5．矿物质

牛奶中矿物质种类很多，尤以钙、磷、钾含量高。100 ml 牛奶中含钙 113 mg，且钙磷比例合理，吸收率高，是膳食中钙的良好来源，奶经发酵能提高奶中钙的生物利用率。奶类中矿物质含量因品种、饲料、泌乳期等因素有所不同，初乳中含量最高，常乳中含量略有下降。牦牛奶矿物质含量为 0.8%～0.9%，其中可溶性钙、碘、硒、铁、锌等矿物质含量非常丰富，含铁量是普通黑白花奶牛的 9 倍，含锌量是 3 倍，含钙量是 1.5 倍。

6．生理活性物质

奶类中含有大量的生理活性物质，较为重要的有乳铁蛋白、生物活性肽、共轭亚油酸、激素和生长因子等。乳铁蛋白除了参与调节铁代谢，促进生长的作用外，还具有强烈的抑菌、杀菌、调节巨噬细胞活性、抗炎、抗病毒、预防胃肠道感染等作用。共轭亚油酸具有预防动脉粥样硬化、调节免疫系统活性、促进生长、抗癌等作用。

（三）坚果类

坚果种类繁多，其含有的营养物质也都比较丰富，大部分都含有丰富的维生素 A、维生素 B、维生素 E、蛋白质、钙、铁、磷、钾、氨基酸等。坚果可与大豆、杂粮等一同搭配食用。按照脂肪含量不同，坚果可分为油脂类坚果和淀粉类坚果。油脂类坚果包括花生、核桃、杏仁、榛子、葵花籽、腰果、南瓜子、松子、西瓜子等，淀粉类坚果包括栗子、菱角、莲子、银杏等。坚果类不仅能够提供不饱和脂肪酸和多种微量营养素，而且在适量食用时对预防慢性病非常有益。流行病学研究证实，经常食用适量坚果可降低心血管疾病发病风险，降低全因死亡率。各国膳食指南均纳入了适量食用坚果的建议，由于坚果属于高能量食品，不可过量食用，以免导致肥胖。

1．蛋白质

坚果是膳食蛋白质的补充来源，富含油脂的坚果蛋白质含量多在 12%～22%，瓜子类的蛋白质含量更高，如西瓜子和南瓜子蛋白质含量达 30% 以上。坚果虽说是植物蛋白的重要补充来源，但其生物效价较低，需要与其他食物营养互补后方能发挥最佳的营养作用。

2．脂类

坚果中的脂肪多为不饱和脂肪酸，富含油脂的坚果脂肪含量高达 40% 以上，能量很高，可达 500～700 kcal/100 g。

3．碳水化合物

富含油脂的坚果，如花生、榛子中可消化的碳水化合物含量较少，多在 15% 以下。富含淀粉的坚果，如栗子、莲子等则是碳水化合物的良好来源。坚果中膳食纤维含量较高，包含纤维素、半纤维素、低聚糖和多糖类等。

4. 维生素

坚果类是 B 族维生素和维生素 E 的良好来源，包括维生素 B_1、维生素 B_2、烟酸和叶酸，富含油脂的坚果含有大量的维生素 E。淀粉类坚果中的含量低一些，然而它们同样含有较为丰富的水溶性维生素。

5. 矿物质

坚果富含钾、镁、磷、钙、铁、锌、铜等营养成分，其中钾、镁、锌、铜等元素含量特别高，在其营养价值中具有重要意义。一些坚果含有较多的钙，如杏仁和榛子都是钙的较好来源。

三、高原地区居民豆类、奶类、坚果类摄入现状

（一）豆类

中国居民营养与健康监测结果显示，高海拔地区居民豆类摄入量极少，其中 2010—2012 年我国高海拔地区居民豆类摄入量仅为 0.71 g/d，2015—2017 年为 1.78 g/d，均远低于低海拔地区居民，这可能与高海拔地区豆类可及性差有关，提示高海拔地区居民应增加豆类的摄入（图 3-1）。

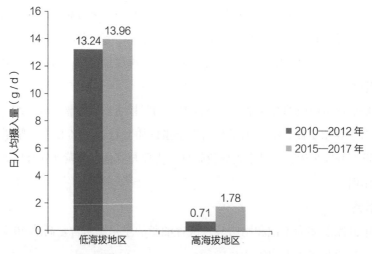

图 3-1　不同年份和海拔地区中国居民豆类日人均摄入量（g/d）

（二）奶类

近年来，高海拔地区居民奶类摄入量有所增长，但仍低于《中国居民膳食指南（2022）》中的推荐摄入量。2015—2017年高海拔地区居民奶类摄入量高于低海拔地区，为26.01 g/d（图3-2）。

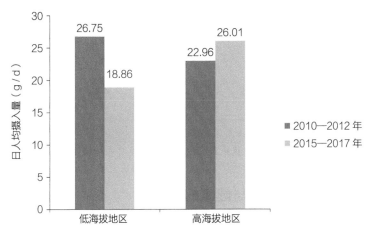

图3-2　不同年份和海拔地区中国居民奶类日人均摄入量（g/d）

2023年一项在西藏自治区针对6岁以上居民开展的研究显示，海拔3500 m及以上地区居民奶类日人均摄入量稍低（图3-3）。

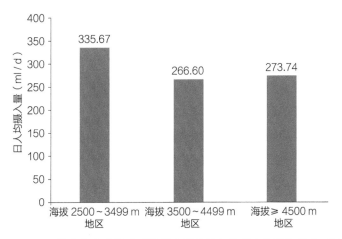

图3-3　2023年西藏自治区不同海拔地区居民奶类日人均摄入量（ml/d）

（三）坚果类

中国居民营养与健康监测结果显示，高海拔地区居民坚果摄入量较少，远低于低海拔地区居民，两年份间高、低海拔地区居民坚果摄入量变动幅度均不大（图3-4）。

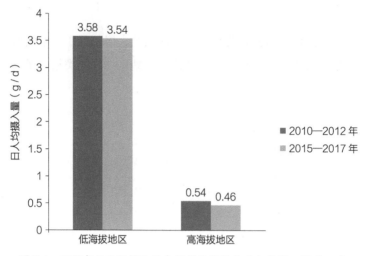

图 3-4　不同年份和海拔地区中国居民坚果类日人均摄入量（g/d）

四、豆类、奶类、坚果类与健康的关系

（一）豆类

1．大豆及其制品的摄入可降低乳腺癌的发病风险

2009—2014 年对相关病例对照研究和队列研究的 meta 分析结果显示，大豆及制品的食用可降低绝经前女性乳腺癌的发病风险，也可以降低绝经后亚洲女性乳腺癌的发病风险。

2．大豆及其制品的摄入可降低心血管疾病的发生风险

2020 年发表于 *Circulation* 的一篇前瞻性队列研究结果显示，大豆异黄酮摄入量与冠心病发病风险呈线性反比关系；此外，与几乎不摄入豆腐的人群相比，每周食用 ≥ 1 份豆腐的人群冠心病发病风险下降 12.0%。

3．大豆及其制品的摄入可改善骨密度，降低骨质疏松的发生风险

Meta 分析结果显示，异黄酮可显著改善更年期女性腰椎、髋部、股骨颈的骨密度。2020 年一项纳入 52 项随机对照研究的系统综述显示，高剂量大豆异黄酮摄入（≥ 90 mg/d）有益于髋关节和腰椎的骨密度。

4．豌豆可以防癌、降血压、延缓慢性肾病进程、治疗便秘

有研究显示，豌豆所含的硒蛋白具有防癌功能，男性每周吃 2～3 份豌豆，可以降低患前列腺癌的风险以及防止原位癌扩散；豌豆蛋白可以延迟或预防肾脏损伤的发生，有助于降低血压和延缓慢性肾病的发展；豌豆苗所富含的维生素 P，能增加血管弹性，抑制血压上升；同时，豌豆能促进大肠蠕动，保持大便通畅增强消化道功能。

（二）奶类

1. 牛奶及其制品摄入可增加儿童、青少年及绝经后妇女的骨密度

一项纳入了 7 项随机对照研究的系统综述显示，牛奶及其制品可增加儿童及青少年的骨密度。一项加拿大 116 名 8～15 岁儿童青少年随访长达 10 年的前瞻性队列研究显示，在儿童及青少年时期牛奶及其制品摄入量高的女孩比摄入量低的女孩在成年后有更高的桡骨骨干表面积、骨皮质面积以及骨皮质含量。一项纳入 6 项随机对照研究的 meta 分析发现，牛奶及其制品可增加绝经后女性骨密度，包括脊柱、股骨颈、髋骨及全身骨密度均显著增加。另一项 meta 分析总结了每日额外增加 200 ml 的牛奶摄入量可降低 37% 的骨质疏松患病率。

2. 牛奶及其制品摄入可能与前列腺癌发病风险无关

一项研究纳入 49 472 人，随访了 11.2 年的队列研究结果显示前列腺癌发病风险与总奶制品、低脂奶制品、全脂奶制品或牛奶摄入量无关。另一项研究纳入 162 816 人，随访 14 年的队列研究结果显示牛奶摄入量与前列腺癌发病风险无明显剂量 - 反应关系。

3. 牛奶及其制品摄入可能与乳腺癌发病风险无关

Dong 等的系统综述结果显示，全脂牛奶及其制品与乳腺癌发病风险无关，但低脂牛奶及其制品摄入可能降低 16% 的乳腺癌发病风险。

4. 牛奶及其制品摄入可降低结直肠癌发病风险

2019 年一篇纳入 1 371 848 人的 meta 分析结果显示，与低摄入量组相比，总奶制品或牛奶摄入量高可以降低结直肠癌的发病风险，低脂牛奶对结直肠癌也有保护作用。另一篇 2018 年发表的 meta 分析对剂量 - 反应关系的研究发现，每日增加 200 g 总奶制品摄入，结直肠癌的患病风险降低 7%。

5. 儿童适量摄入牛奶可促进生长发育

牛奶是重要的营养物质，由于牛奶中含有丰富的蛋白质和钙、铁等物质，对儿童的生长发育有重要作用。2009 年 Lien 等对 454 名 7～8 岁越南农村儿童进行 6 个月牛奶（包括普通牛奶和强化牛奶）干预试验发现，牛奶干预组儿童的年龄别体重和身高、血清铁蛋白和锌的水平、短期记忆力和相关生活质量指标都明显得到改善，低体重和贫血发生率相比对照组有明显下降。一项系统综述发现，孕妇在孕期的牛奶摄入量与婴儿的出生体重和身高呈正相关。

6. 牛奶有助代谢，可预防慢性代谢性疾病

一项 meta 分析和系统性综述研究的概括研究发现，喝牛奶与代谢性疾病患病风险的降低相关，并且存在剂量 - 反应关系，每日喝 200 ml 的牛奶可预防心血管疾病、

脑卒中、高血压、代谢综合征、肥胖和 2 型糖尿病。

7．喝牛奶可促进睡眠

牛奶中富含的特殊氨基酸（色氨酸）是天然的安神药，具有调理神经和稳定情绪的作用。一项横断面研究发现，定期喝牛奶的研究对象发生睡眠障碍风险低于很少喝牛奶的研究对象，OR（95%CI）为 0.49（0.28，0.87）；同时经常喝牛奶能提高睡眠质量，并与匹兹堡睡眠质量指数（PSQI）降低显著相关，β（95%CI）为 –0.05（–0.08，–0.01）。

8．酸奶摄入量与健康益处

综合评价分析后，相关证据依然支持增加酸奶摄入可改善乳糖不耐受和便秘的发生率、幽门螺杆菌的根除率。

（三）坚果类

1．适量摄入坚果可降低心血管疾病的发生和死亡风险

一项系统综述显示，每日摄入 24 g 或者 28 g 坚果者与几乎不摄入者，心血管疾病的发生风险降低；另一项来自美国、澳大利亚、中国、德国等国家人群队列研究的 meta 分析结果显示，每日增加 28 g 坚果摄入，心血管疾病死亡风险降低 29%。

2．适量摄入坚果可降低人群全因死亡率

一项纳入美国、欧洲、亚洲、澳大利亚人群队列研究的 meta 分析，总样本量为 819 448 人，其剂量 – 反应关系显示，每日摄入坚果每增加 28 g，全因死亡发生风险下降 22%。

3．适量摄入坚果可降低人体血脂水平

一项纳入 61 项 RCT 研究的 meta 分析结果显示，每日摄入 28 g 坚果，各项血脂指标均显著下降，其中总胆固醇降低 4.7 mg/dl，LDL 胆固醇降低 4.8 mg/dl，ApoB 降低 3.7 mg/dl，甘油三酯降低 2.2 mg/dl。

第四章

适量食用蛋类、禽肉、畜肉、鱼类，总量每日不超过 220 g

蛋禽畜鱼类均属于动物性食物，富含优质蛋白质、脂类、脂溶性维生素、B 族维生素和矿物质，是平衡膳食的重要组成部分。该类食物的蛋白质含量丰富，其氨基酸组成更适合人体需要，利用率高，但有些含有较多的饱和脂肪酸和胆固醇，摄入过多可增加肥胖和心血管疾病等的发病风险，应当适量摄入。牦牛是青藏高原及其毗邻地区特有牛种，放牧于海拔 3000 m 以上的高寒草地，适应高海拔地区缺氧、高寒和牧草匮乏等极端恶劣环境，是高原畜牧业最重要的优势畜种。

一、膳食原则和建议

（一）适量摄入蛋禽畜鱼类，日均摄入量不超过 220 g

蛋类、禽肉、畜肉和鱼类可为机体提供优质蛋白质和多种微量营养素，但部分食物含有较多的饱和脂肪酸和胆固醇，摄入过多不利于身体健康。平均每日摄入量不应超过 220 g。

（二）优先选择白肉及瘦肉，减少肥肉、烟熏和腌制肉的摄入

白肉脂肪中不饱和脂肪酸含量高，特别是鱼类，可有效预防心血管疾病。因此，可优先选择鱼类，推荐每周摄入量为 300 ~ 500 g，清蒸可最大限度保留食物营养。瘦肉可为人体提供铁等必需的微量元素及蛋白质，可适量摄入。

牦牛肉脂肪含量较低，如藏北牦牛肉脂肪含量为 3.12%。原因在于高原地区常常出现冬春季牧草短缺的情况，不能满足牦牛的进食需求，所以脂肪沉积相对偏少。但牦牛肉中脂肪酸组成比例适宜，含量较高，因此推荐高原地区居民优先选择牦牛肉。

肥牛、肥羊、五花肉等肥肉脂肪含量较高，且多为饱和脂肪酸，不宜过多食用。此外，世界卫生组织研究表明，培根、火腿、咸肉、腊肉等加工肉制品食用过多会增加结直肠癌、前列腺癌、胰腺癌等癌症发病风险，应减少加工肉类食物的摄入。

（三）保证每日摄入 1 个鸡蛋

鸡蛋营养丰富，富含优质蛋白质以及多种维生素和矿物质等。蛋黄是蛋类维生素

和矿物质的主要集中部位，并且富含磷脂和胆碱。对一般人群而言，摄入完整鸡蛋对健康更有益，建议吃鸡蛋的时候不弃蛋黄。

（四）多低温烹调，少油炸、煎烤

采取煎、炸、烤的烹调方式时，油温会达到 180～300 ℃。高温不仅破坏营养素，还会产生有害物质，如烧烤、煎炸肉类时，食物易受多环芳烃类和甲醛等多种有害物质的污染，过多摄入可增加某些肿瘤的发生风险。因此，建议烹调时，采用蒸、煮等低温方式，少吃或不吃炸、煎、烤的食物。

二、蛋类、禽肉、畜肉、鱼类的营养价值

（一）蛋类

禽蛋是各种可食用的鸟类蛋的统称，是人类已知天然的最完善的食品之一。禽蛋提供均衡的蛋白质、脂类、碳水化合物、维生素和矿物质，其蛋白质的组成和必需氨基酸的含量与人体所需接近。另外，禽蛋内含有丰富的磷脂类和固醇类等特别重要的营养素，易被人体吸收利用。蛋类的各种营养成分比较齐全，营养价值高，尽管胆固醇含量高，但适量摄入不会影响血清胆固醇水平和成为心血管等疾病的危险因素。

1．蛋白质

蛋清为优质蛋白质的代表，平均每枚鸡蛋可为人体提供 6 g 蛋白质，其生物价高达 94，易被人体消化、吸收和利用。其中，蛋清中所含蛋白质超过 40 种，主要蛋白质包括卵清蛋白、伴清蛋白、卵黏蛋白、卵类黏蛋白等糖蛋白，其含量共占蛋清总蛋白的 80% 左右。蛋黄蛋白质通常是指与脂类相结合的脂蛋白，主要有低密度脂蛋白（65%）、高密度脂蛋白（16%）、卵黄球蛋白（10%）、卵黄高磷蛋白（4%）等。

2．脂类

蛋清中脂肪含量极少，98% 的脂肪存在于蛋黄中，蛋黄中的脂肪几乎全部以与蛋白质结合的良好乳化形式存在，因此吸收率较高。蛋黄中脂肪含量约为 30%～33%，其中中性脂肪含量约为 62%～65%，磷脂占 30%～33%，固醇占 4%～5%，还有微量脑苷脂。

3．碳水化合物

鸡蛋中碳水化合物含量极低，大约为 1% 左右，分为两种状态存在，一部分与蛋白质结合而存在，另一部分游离存在。

4．维生素

蛋类中维生素含量十分丰富，且种类较为完善，包括所有的 B 族维生素、维生素 A、维生素 D、维生素 E、维生素 K 和微量维生素 C，鸭蛋和鹅蛋的维生素含量总体而言高于鸡蛋。

5．矿物质

蛋类中矿物质主要存在于蛋黄中，含量约为 1%～1.5%，其中磷含量最为丰富，占 60% 以上，钙占 13% 左右。蛋黄是多种矿物质的良好来源，包括铁、硫、镁、钾、钠等。

（二）畜禽肉类

畜禽肉中含有各种丰富的营养素，是人类蛋白质、矿物质和维生素的重要来源之一，畜禽肉中的蛋白质含量在 20% 左右，含有人体所必需的各种氨基酸，并且必需氨基酸的构成比例接近人体需要，是人体容易利用、营养价值高的优质蛋白质。随着人们生活条件的改善，动物性食物在居民膳食结构中的比例逐渐增加，而过多摄入对人体健康造成一定的影响。

1．蛋白质

肉类蛋白质含量为 10%～20%，与肉类的肥瘦和部位有关。肉类蛋白质消化、吸收、利用率高，氨基酸组成和人体蛋白质组成接近，富含植物性食物所缺少的精氨酸、组氨酸、赖氨酸、苏氨酸和蛋氨酸，属于优质蛋白质。畜禽肉的皮和筋蛋白质组成为胶原蛋白和弹性蛋白，这两种蛋白质缺乏色氨酸、蛋氨酸等氨基酸，为不完全蛋白质，营养价值较差。

牦牛肉中蛋白质的含量仅次于水分，占 20% 左右，均为完全蛋白质且包含了人体所必需的所有氨基酸。

2．脂类

畜禽肉中脂肪含量因动物品种、年龄、肥瘦程度、部位等的不同而有较大差异，低者为 2%，高者可达 89% 以上。在畜肉中，猪肉脂肪含量最高，羊肉次之，牛肉、兔肉最低。在禽肉中，火鸡和鹌鹑脂肪含量较低，在 3% 以下；鸡和鸽子脂肪含量类似，为 14%～17%；鸭和鹅脂肪含量高达 20%，主要分布在皮下和脂肪组织。畜肉脂肪主要为甘油三酯，还含有一定量的胆固醇、卵磷脂和游离脂肪酸。与禽肉相比，畜肉中饱和脂肪酸含量高，不易被机体消化吸收。必需脂肪酸含量与组成是衡量食物油脂营养价值的重要方面，动物脂肪所含的必需脂肪酸明显低于植物油脂，总体上，禽类脂肪的营养价值高于畜类脂肪。

有多项研究显示，牦牛肉脂肪含量较低。藏北牦牛肉脂肪含量为 3.12%。有大量研究表明，牦牛肉中脂肪酸组成比例适宜，含量也较高。牦牛肉中肌肉脂肪含量的高低在不同程度上影响着肉的风味、嫩度及多汁性。

3．碳水化合物

畜肉中的碳水化合物以糖原形式存在于肌肉和肝中，含量很少，约为 1%～5%。屠宰后的动物肉含有一定量的肌糖原，在酶的作用下逐渐生成乳酸，pH 值下降，使肌肉松软多汁，并具有一定的弹性，较为鲜美。若动物在屠宰前过度疲劳，糖原含量会迅速下降，屠宰后肉的品质下降。

4．维生素

畜禽肉类可提供多种维生素，但基本不含维生素 C，瘦肉和内脏含 B 族维生素较多。禽类内脏中各种维生素含量，除维生素 B_1 和维生素 B_2 外，一般高于畜肉。

5．矿物质

畜禽肉类矿物质含量 1%～2%，主要为钾、钠、钙、镁、磷、铁、锰、锌、铜、硒、硫等，其中钾的含量最高，其次是磷。畜禽类内脏，如肝等富含多种矿物质，且畜类平均含量高于禽类。其中，肝和血液中铁的含量十分丰富，是铁的最佳膳食来源。牦牛肉中富含人体所需的各种常量元素、微量元素，具体含有的常量元素有钙、钠、钾、镁、磷等，含有的微量元素有锌、铁、铜、锰等。

（三）鱼类

水产品种类繁多，可分为鱼类、甲壳类和软体类。水产品多属高蛋白、低脂肪食物，含有丰富的矿物质、维生素和碳水化合物，味道鲜美，营养丰富，是我国居民生活中不可缺少的重要食物来源。水产品作为动物性食物，对调节和改善食物结构，供应人体健康所必需的营养素起到重要作用。

1．蛋白质

鱼类是优质蛋白质的良好来源之一，鱼类蛋白质的氨基酸组成与肉类相似，富含亮氨酸和赖氨酸。鱼类中蛋白质含量为 15%～20%，分布在肌浆和肌基质，按其对中性盐的溶解性，可分为水溶性、盐溶性和不溶性 3 种蛋白质组分。鱼类肌肉中肌纤维短、间质蛋白少，水分含量多，组织柔软细腻，肉质鲜嫩，更易被人体消化吸收，非常适合幼儿及老年人食用。

2．脂类

鱼类脂肪含量为 1%～10%，平均含量为 5%，鱼肉中脂肪含量低于一般动物性食物，因种类不同，脂肪含量变化较大，带鱼、沙丁鱼、金枪鱼等脂肪含量较高。虾、蟹中胆固醇含量不高，软体类水产品中胆固醇含量高于一般的鱼类。

3．碳水化合物

鱼类中碳水化合物含量较低，约为1.5%，主要是糖原。鱼体中还含有黏多糖类。

4．维生素

水产品中维生素 B_1、维生素 B_2、烟酸等含量较高，维生素 C 含量则很低。鱼油和鱼肝油是脂溶性维生素 A 和维生素 D 的重要来源，是维生素 E 的一般来源。

5．矿物质

鱼类中矿物质含量为 1% ~ 2%，其中磷含量占总量的40%，此外，钙、钠、氯、钾、镁等含量也较多。鱼类钙含量较畜、禽类高，为钙的良好来源，主要存在于其内、外骨骼中，如小虾皮中钙含量达 2%，小鱼制酥连骨吃可增加钙摄入。此外，海水鱼中碘含量较高，牡蛎中锌含量较高，软体动物中硒含量丰富。

三、高原地区居民蛋类、禽肉、畜肉、鱼类摄入现状

受高原地区独特地理气候和民族风俗习惯影响，高原地区居民在蛋禽畜鱼类的摄入量上与平原地区居民有所不同。

（一）蛋类

中国居民营养与健康监测结果显示，高海拔地区居民蛋肉摄入量较少，远低于低海拔地区居民，且低于《中国居民膳食指南（2022）》中对蛋类的每日推荐摄入量，提示高原地区居民蛋类摄入量存在不足。

近年来，高海拔地区居民蛋类摄入量有所增加，从 2010—2012 年的 4.18 g/d 增加到 2015—2017 年的 7.2 g/d（图4-1）。

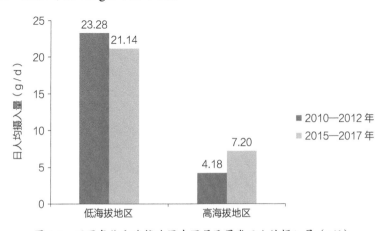

图 4-1　不同年份和海拔地区中国居民蛋类日人均摄入量（g/d）

2023 年一项在西藏自治区针对 6 岁以上居民开展的研究显示，随着海拔的升高，居民蛋类人均摄入量呈现下降趋势，海拔 4500 m 以上地区居民蛋类人均摄入量最低，为 20.10 g/d（图 4-2）。

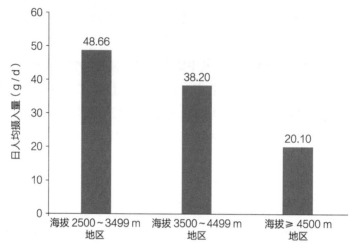

图 4-2　2023 年西藏自治区不同海拔地区居民蛋类日人均摄入量（g/d）

（二）禽肉

中国居民营养与健康监测结果显示，高海拔地区居民禽肉摄入量较少，远低于低海拔地区居民，两年份间高海拔地区居民禽肉摄入量变动幅度不大，其中 2010—2012 年为 2.51 g/d，而 2015—2017 年为 2.66 g/d（图 4-3）。

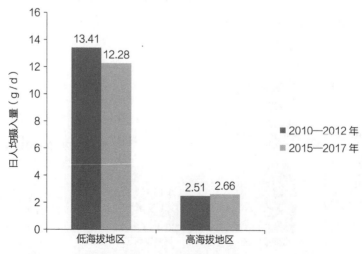

图 4-3　不同年份和海拔地区中国居民禽肉日人均摄入量（g/d）

2023 年一项针对西藏自治区 6 岁以上居民开展的研究显示，海拔 4500 m 以上地区居民禽肉人均摄入量稍低，为 27.99 g/d（图 4-4）。

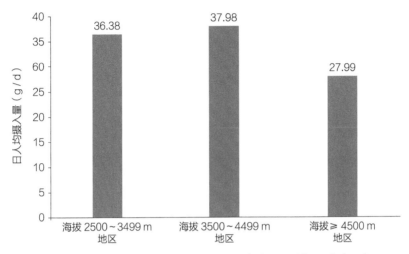

图 4-4　2023 年西藏自治区不同海拔居民禽肉日人均摄入量（g/d）

（三）畜肉

中国居民营养与健康监测结果显示，不同年份高海拔地区居民畜肉摄入量均高于低海拔地区居民，两年份间高海拔地区居民畜肉摄入量变动幅度不大，其中 2010—2012 年为 75.22 g/d，而 2015—2017 年为 72.32 g/d（图 4-5）。

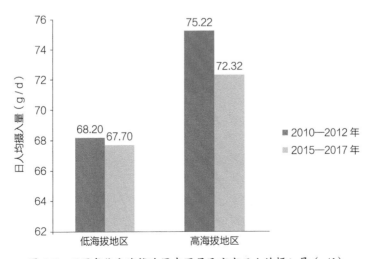

图 4-5　不同年份和海拔地区中国居民畜肉日人均摄入量（g/d）

2023 年一项针对西藏自治区 6 岁以上居民开展的研究显示，随着海拔的升高，居民畜肉日人均摄入量呈现明显上升趋势，海拔 4500 m 以上地区居民畜肉人均摄入量最高，为 318.96 g/d，处于较高水平（图 4-6）。

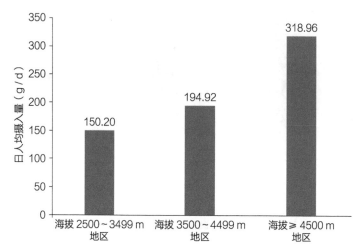

图 4-6　2023 年西藏自治区不同海拔居民畜肉日人均摄入量（g/d）

2023 年一项针对西藏自治区 6 岁以上居民开展的研究显示，一半左右的西藏自治区居民红肉摄入超标（＞100 g/d），且随着海拔的升高，居民红肉摄入超标率呈现上升趋势。建议高原地区居民减少红肉摄入量，优先选择白肉（图 4-7）。

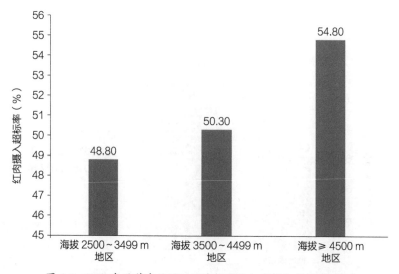

图 4-7　2023 年西藏自治区不同海拔居民红肉摄入超标率（%）

（四）鱼虾贝类

中国居民营养与健康监测结果显示，高海拔地区居民鱼虾贝类摄入量极少，远低于低海拔地区居民，这与当地少数民族风俗习惯有关（图 4-8）。

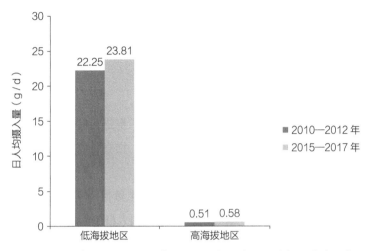

图 4-8　不同年份和海拔地区中国居民鱼虾贝类日人均摄入量（g/d）

四、蛋类、禽肉、畜肉、鱼类与健康的关系

（一）蛋类

1. 鸡蛋摄入与健康人血脂异常无关，有心血管疾病病史者适量摄入

2020 年一项样本量为 146 011 人，随访 9.5 年的队列研究发现，鸡蛋摄入量与血胆固醇、血甘油三酯、LDL-C、HDL-C 水平及 TC/HDL-C 比值无关。有心血管疾病史者应适量摄入。

2. 鸡蛋摄入量与健康人心血管疾病发病风险无关

2020 年一项纳入 27 项队列研究的 meta 分析显示，每日增加 1 个鸡蛋摄入与心血管疾病发病风险无关。2013 年两项分别进行的 meta 分析都表明，对一般人群而言，与从不吃鸡蛋或每周吃少于 1 个鸡蛋的人群相比，每周吃 1 个鸡蛋或更多与心血管疾病发病风险无关。

（二）畜禽肉类

大量研究证实，畜禽肉类与人体健康有密切的关系，适量摄入有助于增进健康；但摄入比例不当，可增加心血管疾病、肥胖等疾病的发生风险。目前有充足的证据表明，过多摄入畜肉可增加 2 型糖尿病、结直肠癌及肥胖的发病风险，增加畜肉摄入可降低贫血的发病风险。相关研究显示，禽肉摄入可能与心血管疾病无关。

1. 过多摄入畜肉可增加 2 型糖尿病的发生风险

2009 年开展的一项对 433 070 名美国、中国、澳大利亚、英国、德国和芬兰 26～75 岁人群进行的畜肉与 2 型糖尿病发病风险的 meta 分析发现，与不摄入畜肉者相比，每日摄入 150 g 畜肉的人群 2 型糖尿病发病风险增加 64%。2019 年一项对中国 5 个城市和 5 个农村 35～74 岁成年人进行的队列研究发现，与不摄入畜肉相比，畜肉摄入量每增加 50 g/d，糖尿病发病风险增加 11%。

2. 过多摄入畜肉可增加结直肠癌的发生风险

2013 年一项对 92 054 例欧洲和美国 18～75 岁人群进行的畜肉与结直肠癌发病风险调查的 meta 分析发现，每日增加畜肉摄入 100 g，结直肠癌发病风险增加 36%。

3. 过多摄入畜肉可增加肥胖的发生风险

2013 年一项 meta 分析发现，在调整 BMI 和能量摄入等因素后，畜肉可增加 40% 的肥胖发生风险。2014 年一项对 16 822 例中国人群进行的病例对照研究结果显示，与每日摄入畜肉 33.3 g 人群相比，每日摄入 75 g、116.7 g、191.7 g 畜肉的人群超重／肥胖的风险分别增加 9%、14% 和 27%。

4. 畜肉摄入可降低贫血的发生风险

2005 年一项纳入 6779 例 35～69 岁英国女性的队列研究结果显示，每日摄入畜肉的人群相比不摄入畜肉的人群血清铁蛋白高 36%。2020 年一项对 6864 例 60 岁以上日本老年人的横断面研究结果显示，进食肉类最高四分位数的研究对象患贫血的风险比最低四分位数者低 19%。

5. 过多摄入烟熏肉类可增加胃癌和食管癌的发生风险

Meta 分析结果显示，烟熏肉类摄入过多会增加 87% 的胃癌发病风险，其中中国人群胃癌的发病风险增加 103%；另外，还会增加 102% 食管癌的发病风险，其中中国人群食管癌的发病风险增加 203%。

（三）鱼类

目前，有充足的证据表明，多摄入鱼肉可降低成年人全因死亡率，脑卒中、认知水平下降的发生风险。

1. 增加鱼肉摄入可降低成年人全因死亡风险

2016 年一项纳入 12 项成年人群队列研究的 meta 分析，样本量为 672 389，平均随访时间为 12 年，发现与从不吃鱼的人相比，每日食用 60 g 鱼肉的人群总死亡风险降低了 12%。2018 年一项对中国 40～50 岁人群进行 14 年随访的队列研究发现，与从不吃鱼的人群相比，每日摄入鱼肉＞ 68 g 的人群全因死亡风险降低 30%。

2．适量增加鱼肉摄入量可降低成年人群脑卒中的发病风险

2017 年一项纳入 20 项队列研究的 meta 分析发现，每日鱼肉摄入量每增加 100 g，脑卒中的发生风险降低 14%。2018 年一项对中国和美国近 5 万人的队列研究发现，增加鱼肉摄入量可降低中国人群脑卒中死亡风险。

3．增加鱼肉摄入量可降低中老年人认知水平下降的发病风险

2014 年一项对中国 1566 名 55 岁以上老年人随访 5.3 年的队列研究发现，在＞ 65 岁的老年人中，与食用＜ 1 份 / 周（相当于 100 g）鱼肉的人群相比，食用＞ 1 份 / 周者的认知水平下降率平均降低了 35%。

第五章
减少盐、油和糖的摄入

盐、油、糖是高原地区居民日常饮食中最离不开的调料，同样也与居民健康息息相关。多项研究表明，过量摄入盐、油、糖是影响居民健康的重要危险因素。最新数据显示，我国慢性病致死人数占总死亡人数的 86.6%，每 10 个死者中就有 8 个死于慢性病。不健康的生活方式是导致慢性病高发的重要原因之一，其中高盐、高油 / 高脂、高糖的摄入则在我国居民不健康的膳食行为中占据了十分重要的位置。

一、膳食原则和建议

（一）减少酥油茶、清茶（砖茶）及菜肴中食盐的使用量，逐渐做到量化用盐

高原地区居民食盐摄入量普遍较多，这主要与当地居民喜好饮酥油茶和清茶有关。酥油茶是一种以酥油、砖茶、盐为主料制作的饮品，含有蛋白质、鞣酸等营养成分，具有御寒、生津止渴、补充能量等功效。此种茶类是藏族居民高原生活的必备饮品，但特定的生活习惯在潜移默化中逐渐增加了高原地区居民的食盐摄入量，使得饮用酥油茶成为高原地区居民高血压的重要危险因素，且有研究表明每日饮用酥油茶量与高血压发生率呈正相关，因此建议在当前高原居民的饮食基础上适当减少食盐的摄入量。

建议培养清淡口味习惯，减少酥油茶、清茶（砖茶）及菜肴烹制中食盐的使用量，循序渐进，逐渐做到量化用盐，从而使高原地区居民的食盐用量的平均水平逐渐接近《中国居民膳食指南（2022）》的每日推荐摄入量。

（二）减少甜茶及菜肴中糖的使用，每日摄入添加糖不超过 50 g

藏式甜茶是同酥油茶一样广受高原居民欢迎的茶品，主要成分为红茶、全脂甜牛奶粉或甜茶粉、白砂糖，味道香甜，能为人体提供较高能量，但随着藏式甜茶逐渐商品化，其中添加糖含量日趋增加，长期饮用会有添加糖摄入过量的风险，有研究表明，高原地区居民糖的摄入量远高于低海拔地区居民的摄入量。

添加糖是指人工加入食品中的糖类，属于纯能量物质，具有甜味特征，包括单糖

和双糖，常见的有蔗糖、果糖等。含有添加糖的常见食品有含糖饮料、糕点、饼干、冷饮、糖果等。过多摄入含有添加糖的食品可增加龋齿、超重、肥胖等疾病的发生风险，建议减少甜茶中糖的使用量，控制添加糖含量较高的食物和饮料的摄入，每日摄入添加糖不超过 50 g。按顺序分别为：食用糖（白糖、冰糖、红糖和麦芽糖等）、糖果（硬糖、奶糖、软糖/酥糖等）、精制谷物（白米饭、面包、面食）、高糖饮料（可乐、奶茶、浓缩果汁、乳酸饮料、速溶咖啡）、糕点甜食（蛋糕、冰激凌、雪糕等）、膨化食品（薯片、薯条、爆米花等）、油炸食品（炸面包、麻花等）、高糖粉糊食品（豆奶粉、藕粉、核桃粉等）。

（三）不喝或少喝含糖饮料

含糖饮料指在制作饮料的过程中人工添加糖，且含糖量在 5% 以上的饮料。对于儿童青少年人群，含糖饮料等饮品是其摄入添加糖的重要途径。多数含糖饮料中的糖在 8%~11%，有的可达 13% 以上；还有调查表明，某些现制现售的奶茶含糖量在 15%~25%。含糖饮料由于饮用量大，很容易摄入过多的糖，导致居民口味变重，并增加超重、肥胖的发生风险。

（四）减少烹调油摄入量，每日摄入量控制在 25~30 g

烹调油包括植物油和动物油，是人体必需脂肪酸和维生素 E 的重要来源，研究数据表明，截至 2017 年，高海拔地区居民烹调油摄入量高于低海拔地区居民摄入量，且呈上升趋势。烹调油摄入过量会增加机体脂肪的摄入，导致膳食中脂肪供能比超过适宜范围，从而影响居民身体健康。建议高原地区居民适当减少烹调油的使用量，将每日摄入量控制在 25~30 g。

（五）学会合理选择烹调油

根据国家相关标准，大多数烹调油按照品质从高到低，一般分为一级、二级、三级、四级。等级越高的烹调油，精炼程度越高，但不代表油的营养价值越高。精炼是一个去除毛油中有害杂质的过程，过程中会流失维生素 E、胡萝卜素等营养成分。不同烹调油的脂肪酸组成差异很大，一般来说，饱和脂肪酸含量高的食用油耐热性较好，适合做煎炸食品。大豆油、玉米油、葵花籽油等油脂不耐热，经煎炸或反复受热后易氧化聚合，适合炖、煮、炒。建议高原地区居民学会选择用油，采购不同品种的烹调油以满足不同食物烹调方式的需要（表 5-1）。

表5-1　不同类型烹调油优缺点及食用方法

烹调油品种	优点	缺点	适合	不适合
大豆油	富含维生素E、维生素D和卵磷脂，对人体有益，价格便宜	容易氧化酸败、保质期最长只有1年	炖煮、炒菜	高温爆炒、煎炸
玉米油	富含维生素E、胡萝卜素	耐热性较差	炖煮、炒菜	高温爆炒、煎炸
菜籽油	独特清香，富含维生素E、胡萝卜素、磷脂等	可能含有对人体有害的毒素-芥酸	日常炒菜、炖煮	高温爆炒、长时间煎炸
葵花籽油	富含维生素E、抗氧化作用的绿原酸	不耐热、反复煎炸后产生有害物质	炖煮、炒菜	高温爆炒、煎炸
橄榄油	富含单不饱和脂肪酸	多不饱和脂肪酸含量低、价格贵	精炼橄榄油适合炒菜、炖煮，初榨橄榄油适合凉拌	—
芝麻油	香味浓烈，含芝麻酚和芝麻素等天然抗氧化剂	高温加热后香气消失	凉拌、蘸料	炖煮、炒菜

（六）少食或不食反式脂肪酸含量较高的食物

反式脂肪酸是脂肪酸的一种，因其化学结构上有一个或多个非共轭反式双键而得名，是一种不饱和脂肪酸。日常生活中的反式脂肪酸主要来源于植物油的氢化、精炼过程，食物煎、炒、烹、炸过程中油温过高且时间过长也会产生少量反式脂肪酸。反式脂肪酸摄入过多会增加心血管疾病的发生风险，因此建议高原地区居民在选购食品时，特别是甜茶粉、人造奶油、速溶咖啡、巧克力等，关注其反式脂肪酸含量，少食或不食反式脂肪酸含量较高的食物，反式脂肪酸每日摄入量不应超过2g。

（七）培养清淡饮食习惯，减少高盐、高糖、高油／高脂食物摄入

不同生活环境及习俗会影响人们的饮食习惯，高原地区居民由于自然环境的差异，饮食习惯也与低海拔地区居民存在不同。但人的口味可通过不断接受健康教育、强化健康意识来改变，建议高原居民合理使用控盐勺和控油壶等工具控制食盐、添加糖、油等调味品的用量，低盐、低脂、低糖饮食，逐渐养成清淡的饮食习惯。

会看食品标签对食物的合理选择尤为重要。例如，鸡精、味精、蚝油等调味品中钠含量较高，应特别注意；一些加工食品虽然吃起来咸味不大，但在加工过程中都添加了食盐，如挂面、面包、饼干等；某些腌制食品、盐渍食品以及加工肉制品等预包装食品往往属于高盐食品，这些信息往往都可以在食品标签中查询获得。为了控制油、盐、糖摄入量，建议居民在购买食品时养成阅读食品标签的习惯，学会对比营养

成分表，选择低钠、低糖食品。

油炸食品口感好，香味浓，对食用者有很大的诱惑，油炸马铃薯（土豆）、藏式油饼等油炸食品在高原地区广受欢迎。油炸食品为高脂肪、高能量食品，过量食用易造成能量过剩，增加居民肥胖风险。此外，反复高温油炸会产生多种有害物质，可对人体健康造成危害。建议高原地区居民减少油炸食品摄入量，儿童青少年尤需注意。

二、盐、油和糖的营养价值

（一）食用盐

5 g 食盐含钠 2000 mg、氯 3000 mg，可满足人体对钠和氯的需要。钠是人体中重要的无机元素之一，正常人血浆钠浓度为 135 ~ 140 mmol/L。

钠是人体肌肉组织和神经组织的主要成分之一，是血液酸碱度的缓冲剂，它参与水的代谢，保证体内水的平衡，调节体内水分与渗透压。钠离子还是构成人体体液的重要成分，汗液、尿液、胆汁、胰液中都含有钠离子。此外，钠对维持血压正常水平，增强神经和肌肉兴奋性均有重要作用，且与能量的生产、利用与代谢以及肌肉运动均息息相关，糖的代谢和氧的利用也需要钠的参与。

（二）烹调油

根据脂类的化学组成及其对人体的营养作用，可将其分为脂肪和类脂两类。我们通常食用的油脂，如豆油、花生油、菜籽油、香油、猪油和牛油等属于脂肪类。油脂是人体必需的脂肪酸，烹调油里 99% 的成分都是脂肪，是人们所需脂肪的重要来源。不同脂肪的区别主要体现在脂肪酸上，油的脂肪酸可以分为 3 类，为饱和脂肪酸、单不饱和脂肪酸及多不饱和脂肪酸。以上三种脂肪酸都为人体所需，但需求量各不相同。

适量使用烹调油可以改善菜肴的色泽及口味，增进食欲，促进脂溶性维生素等食物营养成分的摄入与吸收。此外，部分烹调油还可提供人体必需的脂肪酸。必需脂肪酸是人体不可缺少而自身不能合成的一类脂肪酸，必须由食物供给，包括亚油酸和α-亚麻酸。亚麻籽油、胡麻油等植物油是 α- 亚麻酸的优质来源。

（三）糖

糖，即碳水化合物，由碳、氢、氧元素组成。碳水化合物富含 B 族维生素、多种矿物质及丰富的膳食纤维，脂肪含量低。碳水化合物具有储存和提供能量、节约蛋白质、提供膳食纤维的作用。此外，碳水化合物还是构成组织结构及生理活性物质的重要成分，具有抗生酮、保肝解毒、改善食物感官性状的作用。

三、高原地区居民盐、油和糖摄入现状

（一）烹调盐

2018年中国居民慢性病及危险因素调查报告结果显示，西藏18岁及以上居民每日食盐摄入量为17.0 g，其中城市为12.2 g，农村为17.8 g。

中国居民营养与健康监测结果显示，高海拔区居民烹调盐摄入量高于低海拔区，远高于《中国居民膳食指南（2022）》中食用盐的推荐摄入量。与2010—2012年监测结果相比，2015—2017年不同海拔区居民烹调盐摄入量均有略微下降的趋势（图5-1）。

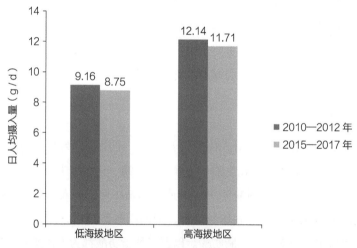

图 5-1　不同年份和海拔地区中国居民烹调盐日人均摄入量（g/d）

（二）烹调油

中国居民营养与健康监测结果显示，2015—2017年高海拔地区居民日人均烹调油摄入量高于低海拔区，远高于《中国居民膳食指南（2022）》中的每日推荐摄入量。与2010—2012年监测结果相比，2015—2017年不同海拔地区居民烹调油摄入量均有所增长（图5-2）。

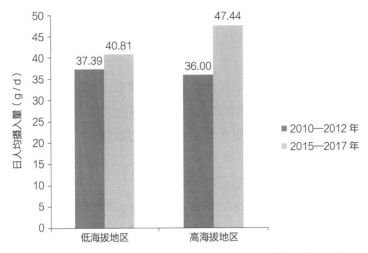

图 5-2　不同年份和海拔地区中国居民烹调油日人均摄入量（g/d）

（三）糖

中国居民营养与健康监测结果显示，近年来高海拔地区居民日人均糖摄入量呈现明显上升趋势，而低海拔地区居民糖摄入量则明显下降。总体上，高海拔地区居民糖摄入量高于低海拔地区（图 5-3）。

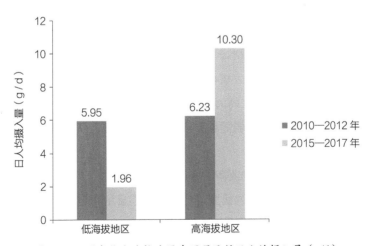

图 5-3　不同年份和海拔地区中国居民糖日人均摄入量（g/d）

四、盐、油和糖与健康的关系

（一）食用盐

体内钠通常不易缺乏，但在某些情况下，如禁食、少食、饮食钠限制过严、摄入量过低、高温、重体力活动、过量出汗、胃肠疾病、反复呕吐、腹泻或泻剂应用等会使钠过量排除或丢失，引起机体钠缺乏。血浆钠 < 135 mmol/L 时，即为低钠血症。

钠缺乏在早期症状不明显，表现为血钠过低、渗透压下降、细胞肿胀，当钠丢失量达 0.75 ~ 1.2 g/kg 体重时，可出现恶心、呕吐、视物模糊、心率加速、脉搏细弱、血压下降、肌肉痉挛、疼痛、反射消失，严重时可导致昏迷、周围循环衰竭、休克、急性肾衰竭，甚至死亡。

1. 高盐（钠）摄入增加高血压发病风险

一项系统性综述研究结果显示，与钠摄入 < 3.2 g/d 者相比，钠摄入 ≥ 7.6 g/d 的中国人群患高血压的风险增加 84%，HR（95%CI）为 1.84（1.56，2.16）。将盐摄入量从 9.4 g/d 降低到 4.4 g/d，研究人群的收缩压降低 4.18（95%CI 为 3.18 ~ 5.18）mmHg，舒张压降低 2.06（95%CI 为 1.45 ~ 2.67）mmHg。Mente 等对 35 ~ 70 岁人群的队列研究发现，人群估计钠排除每增加 1 g，收缩压和舒张压分别增加 2.11（95%CI 为 2.00 ~ 2.22）mmHg 和 0.78（95%CI 为 0.71 ~ 0.85）mmHg，高血压患者和老年人群的发病风险更加明显。

高原特有的饮食习惯，如酥油茶的长期摄入易导致盐摄入过量，是高原地区居民高血压患病率较高的重要影响因素。2018 年中国慢性病及危险因素监测报告显示，西藏自治区居民高血压患病率为 23.1%。2020 年一项 meta 分析结果显示，18 岁及以上藏族人群高血压患病率为 36%，同时，高血压患病率随居住海拔呈现上升的趋势，居住在海拔 1500 ~ 3000 m、3000 ~ 4000 m、> 4000 m 人群的高血压患病率分别为 16%、33% 和 47%。居住在高海拔地区的农牧民群众本身居住环境和健康素养差、文化水平低、健康保健意识弱等均为食用盐摄入量高、高血压控制状况差的影响因素。

2. 高盐（钠）的摄入可增加脑卒中的发病风险

WHO 对 72 878 例成年人队列研究进行系统综述显示，与对照组相比，高钠摄入组人群脑卒中风险增加 24%，RR（95%CI）为 1.24（1.08，1.43），其中脑卒中死亡率增加 63%，RR（95%CI）为 1.63（1.27，2.10）。

3. 高盐（钠）摄入可增加胃癌的发病风险

一项病例对照研究显示，与钠摄入 < 3 g/d 组比较，高钠摄入 3 ~ 5 g/d 组和 > 5 g/d 组患胃癌的风险分别增加 95% 和 278%。另一项系统综述显示，与对照组相比，高盐饮食和盐渍食品均增加了胃癌的发病风险，合并 OR 为 2.42（95%CI 为 1.51 ~ 3.86）和 4.06（95%CI 为 2.37 ~ 6.97）。

4．高盐（钠）摄入可增加全因死亡的风险

一项纳入 23 项队列研究和 2 项临床 RCT 研究的 meta 分析显示，与低钠饮食组相比，正常饮食组全因死亡率降低 9%，高钠饮食组全因死亡率增加 16%。

（二）烹调油

膳食脂肪摄入量不足会降低代谢能力，造成营养不良，导致维生素缺乏，影响生育；膳食脂肪摄入过量则与诸多非传染性慢性疾病的患病风险相关。

与平原地区相比，高原地区居民膳食脂肪和油类摄入量较多，因此相应的健康问题也尤显突出。2018 年中国居民慢性病与危险因素调查结果发现，西藏居民高胆固醇血症患病率为 5.7%，高低密度脂蛋白胆固醇血症患病率 5.5%，低高密度脂蛋白血症患病率为 17.5%，高甘油三脂血症患病率为 5.5%。

1．脂肪摄入可增加超重／肥胖的患病风险

诸多随机对照试验结果表明，高脂肪摄入可增加肥胖的风险，减少总脂肪摄入有助于降低体重。一项随机对照试验发现，减少脂肪摄入量，体重降低 1.4（95%CI 为 1.1～1.7）kg，BMI 降低 0.5（95%CI 为 0.3～0.6）kg/m^2。

2．多不饱和脂肪酸的摄入可增加冠心病的发病风险

以往文献综述表明，饱和脂肪酸摄入过多或占比过高可增加心血管疾病的发病与死亡风险，一项 meta 分析结果显示，以多不饱和脂肪替代部分饱和脂肪会显著降低总冠心病患病的风险，RR（95%CI）为 0.80（0.65，0.98）。饱和脂肪供能过高可升高心血管疾病死亡风险，而增加多不饱和脂肪供能比可降低此风险。

3．反式脂肪酸摄入过多可导致心血管疾病死亡风险升高

一篇纳入 19 项队列研究的 meta 分析结果显示，反式脂肪酸摄入过多导致心血管疾病死亡风险升高 14%。剂量-反应关系显示，每增加 1% 来自反式脂肪的能量，心血管疾病死亡风险增加 6%。

（三）糖

高原地区居民有喝甜茶的习惯，甜茶是将红茶、甜茶粉、白砂糖和水混合煮后制成。2018 年西南自然人群队列研究结果发现，藏族居民饮茶率高达 92.25%，并以甜茶和黑茶为主。我国高原藏族人群饮茶行为特征与全环境关联分析结果显示，收入水平高、超重／肥胖者更倾向于饮茶。在高原极寒地区，喝甜茶能起到保暖驱寒的作用，但是由于甜茶制作原料中需要加入大量砂糖和全脂甜茶粉，因此藏族居民糖摄入量相比内地其他地区居民要高。

2023 年一项在西藏自治区针对 6 岁以上居民开展的研究显示，不同海拔地区居民甜茶日人均摄入量存在差异，海拔 2500 ~ 3499 m 地区居民甜茶日人均摄入量最低，为 110.51 ml/d（图 5-4）。

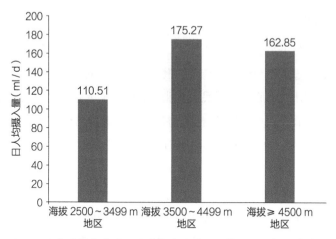

图 5-4　2023 年西藏自治区不同海拔地区居民甜茶日人均摄入量（ml/d）

1．过量添加糖可增加儿童龋齿的发病风险

龋齿是全球（包括中国）儿童中最常见的疾病，20 世纪 50 年代科学家首次证实了糖与龋齿发病风险之间的关联。WHO 营养与口腔健康合作中心（Collaborating Centre for Nutrition and Oral Health）针对糖与龋齿关系进行的一项系统综述研究显示，添加糖摄入量与龋齿有关，当添加糖摄入量 < 10% 能量（约 50 g）时，龋齿发生率下降；当添加糖摄入量 < 5% 能量（约 25 g）时，龋齿发生率显著下降。

2．过量摄入含糖饮料可增加儿童、成年人龋齿的发病风险

对 11 篇文献进行综述分析，结果表明过多摄入含糖饮料可增加儿童、成年人龋齿的发病风险。2020 年德国在 10 ~ 15 岁儿童中进行的队列研究显示，在随访 10 年时，含糖饮料摄入量与龋齿补牙面数、光滑面龋、龋失补牙面数和光滑面龋之和的增加显著相关，OR（95%CI）分别为 1.29（1.06，1.57）、1.24（1.03，1.49）和 1.27（1.05，1.55）。另一项系统综述研究发现，中低收入国家儿童龋齿发病率与含糖饮料的摄入量有直接的关系，含糖饮料的摄入使儿童龋齿发病风险增加 3 倍多（OR=2.04，$P < 0.001$）。

3．过量摄入含糖饮料或食品可增加儿童、成年人肥胖或体重增加的发生风险

含糖饮料是膳食中添加糖摄入超量的主要原因。有报道显示，含糖饮料通过影响肠道菌群和饮食行为而增加肥胖和代谢性疾病，包括胰岛素抵抗、2 型糖尿病、

高血压和代谢综合征等的发病风险。一项系统综述研究发现，含糖饮料的摄入会使肥胖的发病风险增加 20%。另一项系统综述研究发现，每日喝一杯 250 ml 的含糖饮料会使 2 型糖尿病的发病风险增加 18%。一篇纳入了 8 项队列研究的系统综述研究发现，与含糖饮料低摄入量人群相比，高摄入量人群患 2 型糖尿病的风险增加 26%。

4.膳食糖摄入过量会增加机体的慢性炎症反应

研究发现，膳食糖摄入过量会增加机体的慢性炎症反应，而炎症反应则与许多代谢性疾病的发生密切相关，例如 2 型糖尿病。

5.碳水化合物摄入量过低或过多均可能增加死亡风险

2019 年在 5 大洲 18 个国家开展的 PURE 队列研究发现，按碳水化合物功能比分为 5 组，最高组（碳水化合物功能占比 77.2%）同最低组（碳水化合物供能占比 46.4%）相比，死亡风险 HR 为 1.28（95%CI 为 1.12 ~ 1.46）。在美国人中进行的一项队列研究表明，调整基本人口学信息、身体脂肪分布和身体活动量等因素后，碳水化合物提供的能量百分比与全因死亡率之间呈 U 型关联，当碳水化合物提供的能量百分比为 5% ~ 55% 时，死亡率最低。此外，多项研究都表明碳水化合物的摄入量与死亡率之间可能呈 U 型关系，提示碳水化合物的摄入量并非越低越好。

6.精制碳水化合物摄入量过多与负面情绪和代谢性疾病相关

有证据表明，精制碳水化合物会对情绪产生负面影响，包括警觉性下降和疲劳。此外，糖的摄入会影响代谢性疾病的发展和预后，不受控制地摄入精制碳水化合物会增加个体患代谢综合征和随后患代谢性疾病风险。

第六章
减少酒精的摄入

随着国民经济的提高，各种酒类产品产量呈上升趋势，有研究显示高原地区居民的日常饮酒率一直居高不下。酒精摄入会影响人体运动、神经等多个系统的正常功能，长期过量饮酒会导致体内乙醇保持过高浓度，对机体健康产生影响。

一、膳食原则和建议

（一）限量饮酒，文明餐饮

酒的主要化学成分是乙醇，过量饮酒可引起肝损伤，也是胎儿酒精综合征、痛风、部分癌症和心血管疾病发生的重要危险因素，因此不推荐任何人饮酒。

饮酒对健康并无益处，若饮酒应限量，提倡聚会少饮酒、不饮酒。每个人对于酒精的耐受程度有差异，有些人喝一点酒就会产生过敏反应，甚至昏迷；有些人虽然耐受力强，但过度饮酒对身体产生很大损害，可导致急性或慢性酒精中毒、酒精性脂肪肝，严重时还会造成酒精性肝硬化。

高原地区居民主要喝啤酒和青稞酒，这可能与高原地区居民独特的饮食习惯与生活方式有关。高原环境下的氧分压较低，人们容易感到疲劳和呼吸急促，因此当人们在高原地区饮酒时，酒精会加速代谢，增加氧气的消耗更易醉酒。此外，高原地区环境特殊，居民日常生活中机体水分流失较多，导致尿酸正常排出体外受限，而长期饮用啤酒易使尿酸生成量增多，从而使机体患高尿酸血症的风险增加，因此高原地区居民应减少饮酒，一天饮用的酒精量不超过 15 g（表 6-1）。

表 6-1　含有 15 g 酒精的不同酒量

类型	含 15 g 酒精的量（ml）
青稞啤酒（4% 的酒精度）	450
葡萄酒（12% 的酒精度）	150
青稞白酒（38% 的酒精度）	50
高度青稞白酒（52% 的酒精度）	30

（二）孕妇、哺乳期女性应禁酒，儿童、少年不饮酒

孕期饮酒，即使是很低的饮酒量也可能会对胎儿发育带来不良后果；如女性在哺乳期饮酒，酒精会通过乳汁影响婴儿健康，进而影响他的生长发育与某些认知功能；儿童、少年正处于生长发育阶段，各脏器功能还不完善，此时饮酒对机体的损害很严重，因此孕妇、哺乳期女性、儿童、少年等特殊人群应严格禁酒。

（三）特定职业饮酒应控制，特殊人群饮酒有节制

特定职业人群在工作期间严禁饮酒，日常饮酒也需适当控制，例如驾车、操纵机器或从事其他需要注意力集中、技巧的工种。大量饮酒易使驾车或操作机械等工作产生不良后果，长期饮酒则可能导致动作协调性和工作能力的丧失。

酒精过敏者微量饮酒便会出现头晕、恶心、冷汗等明显不良症状，此类人群应严禁饮酒。正在服用可能会与酒精产生作用的药物者，患有某些疾病（如高甘油三酯血症、胰腺炎、肝病等）者都不应饮酒。高原环境对尿酸代谢有一定影响，血尿酸过高者同样不宜大量饮用啤酒。

二、高原地区居民酒精摄入现状

我国是世界上最早酿酒的国家之一，饮酒已成为日常生活的一种习俗，高原地区居民一直有饮用青稞酒的习惯。青稞酒以青稞酿成，味道酸甜，似内地的米酒，更像是四川一带的醪糟。青稞酒是藏民喜庆宴会不可缺少的饮料。高原地区居民特别是日喀则地区和农区居民有在家酿造青稞酒作为日常饮料的习惯，青稞酒按其出酒时间的不同有不同的度数，一般在 10° 左右，市面上加工包装的青稞酒酒精度一般在 3° 左右。

中国居民营养与健康监测结果显示，2015—2017 年我国低海拔地区居民饮酒量低于高海拔地区，而过量饮酒率高于高海拔地区（表 6-2）。

表 6-2　2015—2017 年中国居民饮酒情况及过量饮酒率

饮酒情况	海拔	总体	性别		城乡	
			男	女	城市	农村
饮酒量（均数 ± 标准差）	高海拔	10.3 ± 62.0	17.4 ± 83.3	4.3 ± 33.7	13.5 ± 85.9	9.9 ± 58.3
	低海拔	8.7 ± 30.5	17.4 ± 42.16	1.0 ± 6.8	7.0 ± 25.24	9.9 ± 33.7
过量饮酒率（%）	高海拔	9.2	15.7	3.9	8.5	9.4
	低海拔	13.0	25.7	1.6	11.1	14.2

注：酒类摄入量以纯酒精摄入量计，过量饮酒定义为日均摄入酒精量 ≥ 15g。

2018 年中国居民慢性病与危险因素调查结果显示，西藏自治区居民过去 12 个月内饮酒率为 48.5%，高于全国平均水平，其中男性（52.9%）高于女性（43.9%）；危险饮酒率为 0.9%，其中男性（1.0%）稍高于女性（0.7%）；饮酒者有害饮酒率为 1.0%，其中男性（1.3%）高于女性（0.6%）（表 6-3）。

表 6-3 2018 年西藏自治区成年人 12 个月内饮酒率（%）

年龄段（岁）	城市			农村			合计		
	男	女	合计	男	女	合计	男	女	合计
18～29	16.5	14.4	15.5	57.2	55.3	56.3	47.1	45.1	46.2
30～39	39.0	19.8	29.9	68.7	54.4	61.9	59.7	43.8	52.2
40～49	23.8	36.4	29.7	63.9	56.0	60.1	52.0	50.4	51.3
50～59	46.0	28.2	38.1	65.9	48.2	56.9	60.9	44.1	52.6
60～69	30.4	13.8	22.1	51.1	31.2	40.6	47.4	28.4	37.4
≥70	46.8	2.9	21.8	56.8	37.3	45.5	55.3	32.3	42.0
合计	28.5	21.5	25.2	61.6	51.5	56.6	52.9	43.9	48.5

资料来源于：西藏自治区慢性病与营养监测报告。

西南区域自然人群队列研究项目结果显示，拉萨藏族居民饮酒率为 31.9%，几乎每日饮酒饮者占 58.6%，饮酒品种以啤酒（94.5%）和青稞酒（6.6%）为主。饮酒行为与年龄、性别、婚姻状态、职业类型、教育水平和是否吸烟有关。

三、酒精（乙醇）与健康的关系

（一）酒精摄入过量会增加肝损伤的风险

过度饮酒是一个全球性的健康问题，肝是乙醇代谢的主要部位，因此大量饮酒会对肝造成很大程度的组织损伤。长期过量饮酒会导致广泛的肝病变，最典型的是脂肪变性、肝炎和肝纤维化、肝硬化。脂肪变性是对大量饮酒的最早反应，其特征是脂肪在肝细胞中沉积，脂肪变性可发展为脂肪性肝炎，这是一种更严重的炎症性肝损伤。肝病的这一阶段可能导致肝纤维化的发展，在此期间细胞外基质蛋白过度沉积。纤维化反应始于活跃的细胞周纤维化，可能发展为肝硬化，其特征是过度的肝瘢痕形成、血管改变和最终的肝衰竭。在问题饮酒者中，约 35% 的人发展为晚期肝病。

（二）酒精摄入能增加胎儿酒精综合征发病风险

文献综述研究发现，孕期饮酒可增加新生儿早产、死亡、迟发败血症、低出生体重等不良妊娠结局的风险，影响新生儿期甚至儿童和青少年期的脑部发育。一项研究发现，母亲孕早期每周饮酒量为 1 ~ 4 杯者的胎儿患胎儿酒精综合征是从不饮酒者的 8.5 倍，孕早期有一次酒精暴饮者的胎儿患此病的风险是无暴饮者的 2.5 倍。

（三）酒精摄入增加痛风的发病风险

饮酒会增加痛风的发病风险。在中国广东省进行的一项研究发现，痛风的发病危险因素很多，其中饮用米酒者患痛风的风险是不饮用米酒者的 4.0 倍，并且总的酒精摄入量增加时痛风的发病风险明显增加。一项纳入 15 项研究的系统综述发现，无论摄入酒精类型如何，间接性酒精摄入均会增加痛风的发病风险。

（四）酒精摄入增加结直肠癌的发病风险

Xuan 等通过合并队列研究和孟德尔随机化分析的方法，得出当酒精摄入量在每日 0 ~ 50 g 之间时，随着酒精摄入量的增加，结直肠癌发病率风险明显增加；死亡风险呈 J 形相关，转折点约为每日 25 g。Jinhee Hur 等的研究显示成年早期大量饮酒（ ≥ 15 g/d）与较高的结直肠癌风险相关（HR=1.28，95%CI 为 0.99 ~ 1.66）。在成年早期从不吸烟 / 轻度吸烟的人群中，与每日酒精摄入量 < 1 g 的人群相比，成年早期大量饮酒者患结直肠癌的风险升高（HR=1.53，95%CI 为 1.04，2.24）。

（五）酒精摄入可增加乳腺癌的发病风险

Donat-Vargas C 等的研究显示与终生饮酒量低（5 g/d）相比，成年期高饮酒量（ ≥ 15 g/d）的女性患乳腺癌的风险增加一倍（OR=2.19，95%CI 为 1.27 ~ 3.77），其次是成年期饮酒量在 5 ~ 15 g/d 的女性（OR=1.17，95%CI 为 0.86 ~ 1.58）。Iwase M 等发现高频率饮酒及高酒精摄入都是亚洲绝经前妇女患乳腺癌的危险因素。

（六）过量饮酒可增加心血管疾病的发病风险

过量饮酒是心血管疾病的危险因素，相关研究表明，一个月纯酒精摄入大于 1020 ml 的人群比从不饮酒的人群的心血管疾病的发生风险增加了 54%（HR=1.54，95%CI 为 1.14 ~ 2.07），心血管疾病的发生风险与酒精摄入量呈现 U 型关联。

第七章
按时定量进餐，每日足量饮水

按时定量进餐是实现平衡膳食、合理营养的重要前提，一日三餐定时定量、饮食有度是健康生活方式的重要组成部分。按时定量进餐不仅可以保障营养素全面、充足摄入，还有益健康。饮食不规律、暴饮暴食、不合理节食等不健康的饮食行为则会影响机体健康。

水是生命的源泉，不管是人类、动物还是花草植物都离不开水，水是所有生命都必需的营养素。不同国家、不同文化和不同区域在饮水文化上可能存在一定的差异，但力求满足每日推荐饮水量却是大家的共识。

一、膳食原则和建议

（一）合理安排三餐时间，养成规律进餐习惯

饮食制度是指把全体食物按一定数量、质量、次数、时间分配到各餐次的一种制度，在日常生活中规律的饮食制度可与其他日常生活制度相适应，使能量和各种营养素的摄入适应人体的消耗，提高劳动效率。养成规律进餐的习惯首先要确保一日三餐定时定量，尤其是早餐。早餐是每日健康生活方式的开始，对保证膳食营养摄入、工作学习效率和身体健康至关重要。

在规律进餐习惯形成后，推荐居民注重每餐的合理营养搭配。熟悉各种食物的营养价值，学会合理选择食物。

进餐间隔应尽可能与机体消化过程协调一致。用餐时间不宜过长也不宜过短。时间过短不仅不能愉悦享受食物的味道，也会影响食物的消化吸收；时间过长则容易导致人们在无意识的情况下摄入过量，建议早餐用餐时间控制在 15～20 min，午、晚餐用餐时间为 20～30 min，两餐间隔时间控制在 5～6 h。

（二）暴食偏食不可取，进餐能量要适宜

暴饮暴食指在较短时间内摄入大量食物或饮料的一种不健康饮食行为，偏食是指对某些食物有特定的偏好，以上两种饮食行为均会对居民健康造成影响，因此建议居民饮食有度，不暴饮暴食，不偏食挑食，树立良好的饮食习惯。

进餐能量要适宜，暴饮暴食不可取，过度节食亦不可取。节食是一种有意识地控制食物摄入的行为，适当的节食（轻断食）被证明是一种健康的饮食习惯，对降低身体脂肪堆积和减肥等有较好的效果，但是过度节食可能会导致膳食能量摄入不足和必需营养素的缺乏，诱发代谢紊乱，导致体重过度下降、营养不良的发生。根据平衡膳食模式推荐早、中、晚餐的能量摄入分别占 30%、40%、30%，不同人群可做适当调整。

（三）在外进餐应注意，零食选择需合理

随着社会的发展，人们在外进餐的频率大幅增长。在外进餐虽然十分便利，但若为追求美味与便利，长期在外高油 / 高脂、高盐饮食，便会使居民患超重、肥胖、糖尿病、高血压等营养相关慢性病的风险增加。研究数据表明海拔高度与高血压检出率存在正相关，因此高原地区居民更应注重高血压危险因素的识别与预防，尽量减少在外进餐次数。如在外进餐应注意食品卫生与安全，荤素搭配均衡，不铺张浪费，践行光盘行动。

零食是指在非正餐时间食用的食物或饮料，任何零食都含有一定的能量和营养素，当身体活动增加或上一餐摄入不足时，可以作为一日三餐之外的营养补充。零食的选择需特别注意，可优先选择低钠、低糖、低脂肪的零食。

（四）主动足量饮水，注重饮水卫生

水是人体最重要的组成部分，在维持体液平衡、参与机体新陈代谢、调节体温以及润滑器官和关节等方面起着必不可少的作用。当身体摄入水分过少或水分丢失过量而未及时进行补充时，机体易处于脱水状态。感觉到口渴已经是身体明显缺水的信号，应主动饮水，而非口渴时再饮水。建议在一天时间内多次主动饮水，每次1 杯，每杯约 200 ml。

机体口腔和食管表面黏膜的温度一般为 36.5 ~ 37.2 ℃，建议饮水的适宜温度为10 ~ 40 ℃。尤其是在进行体力活动后应及时补充水分，饮用温水替代冰水。

饮水不足会影响身体活动能力和认知能力，还会增加泌尿系统疾病的风险。高原地区具有干燥、日照时间长等地理环境特点，当地居民更应足量饮水，避免水代谢失衡。成年男性每日饮水不低于 1700 ml，女性不低于 1500 ml。

白开水廉价易得，安全卫生，不增加能量，也没有"添加糖"问题，建议日常饮水首选白开水。除了白开水，也可以选择低浓度茶水。我国是茶的起源地，饮茶是我国传统饮食文化之一，经常适量饮用低浓度茶水不但可以补充水分，而且对健康有

益。但不推荐大量饮用浓度较高的茶水。大量饮用浓茶时茶叶中的鞣酸会影响铁的吸收，因此缺铁性贫血的人应注意少喝浓茶。

含糖饮料的主要成分是水和添加糖，营养价值低，过多摄入可增加龋齿、超重、肥胖、2 型糖尿病和血脂异常的发生风险。建议少选购或不选购含糖饮料，家里减少含糖饮料的储存，日常生活中不把饮料当作水分的主要来源，不用饮料代替白开水。

高原地区淡水资源多为开放性水源，易受到动物粪便或其他污染物的污染，少数地区人畜共饮同一池塘水或同一河沟水。生水很可能含有致病微生物，喝生水会对身体健康产生不良影响，建议高原地区居民提高饮水卫生意识，不喝生水。

二、高原地区居民规律进餐现状

中国居民健康与营养调查结果显示，2015—2017 年中国居民规律进餐的比例为 82.21%，从不吃早餐的比例为 5.17%，在外进餐的比例为 19.91%。其中高海拔地区居民规律进餐的比例、从不吃早餐和在外进餐的比例分别为 85.82%、3.16% 和 9.77%，高、低海拔地区居民规律进餐和从不吃早餐的比例差异不大，而高海拔地区居民在外进餐的比例（9.77%）远低于低海拔地区（20.17%）（表 7-1）。

表 7-1　2015—2017 年中国 18 岁及以上居民进餐行为人数（%）

海拔情况	规律就餐		从不吃早餐		在外就餐	
	是	否	是	否	是	否
低海拔	5 3245（82.12）	1 1595（17.88）	3385（5.22）	6 1455（94.78）	1 3081（20.17）	5 1759（79.83）
高海拔	1440（85.82）	238（14.18）	53（3.16）	1625（96.84）	164（9.77）	1514（90.23）
总计	5 4685（82.21）	1 1833（17.29）	3438（5.17）	6 3080（94.83）	1 3245（19.91）	5 3273（80.09）

注：规律进餐定义为过去一周早、中、晚三餐每日都吃，从不吃早餐定义为过去一周内每日均未吃早餐，在外进餐定义为过去一周至少一餐曾在外进餐。

三、按时定量进餐、饮水与健康的关系

（一）按时规律进餐与健康

按时进餐是为了及时补充能量，保持健康的身体和消化系统功能。由于不同食物具有不同的形态和组成成分，其在胃内的排空和消化吸收速度不同，一般来讲固体食物相比液体食物消化、吸收快。各类营养素中碳水化合物排空最快，其次是蛋白质，脂肪类食物的消化最慢。按时进餐能预防肠道疾病、维持正常的肠道功能和避免营养不良或营养过剩；而不按时进餐，例如经常不吃早餐、睡前两小时进餐、夜间频繁进食和经常吃零食等行为会干扰胃肠道的正常消化吸收功能和胃液分泌，增加胃肠道压力，导致不良健康结局的发生。

严格的按时进餐行为与 BMI 的降低有关，Dylan 等的研究结果表明，与普通进食组相比，限时饮食组体重下降 1.70 kg，BMI 下降 0.16 kg/m^2，均有统计学差异。

不按时进餐，特别是不按时吃早餐对身体健康有较大的影响。一项囊括了 39 个研究的系统综述研究总结了人群不吃早餐的比例为 10%～30%，不吃早餐者表现出更差的脂质代谢水平、血压水平和胰岛素抵抗，代谢综合征的患病风险增加。对于学生来讲，按时进餐特别是按时吃早餐尤显重要，不吃早餐会影响学生在上午上课期间的专注力和认知水平。

（二）暴饮暴食与健康

暴饮暴食与胃肠道疾病、超重/肥胖和胰腺炎等疾病的发生密切相关。暴饮暴食的发生原因是多方面的，包括遗传、环境因素及身体状况（如精神原因、内分泌原因）等方面。暴饮暴食不仅会增加超重/肥胖的发病风险，还会增加胃肠道的消化负担并引发胃肠道疾病，如急性胰腺炎等。

（三）节食与健康

适度节食有助于减重和改善健康状况。有研究发现，较早开始适度节食可减轻体重，提高胰岛素敏感性，与较晚开始节食者相比表现出更好的糖代谢和血压水平。但过度节食则会影响机体能量和营养素的摄入，特别需注意其对儿童和青少年生长发育的影响。

（四）饮水不足影响机体代谢

一项在中国天津开展的队列研究发现，晨起后的饮水量与代谢综合征的患病风

险降低相关，将饮水量分为 0 杯、> 0 且 < 1 杯、≥ 1 杯且 < 2 杯、≥ 2 杯 4 组，随着晨起饮水量的升高，代谢综合征的患病风险呈下降趋势。此外，日常饮水量与肥胖的发病风险相关。一项在 7 ~ 8 岁儿童中进行的研究发现，进餐中男生无饮水行为者的基础代谢量、体重及收缩压明显低于有饮水行为者，而体脂率明显高于有饮水行为者；女生基础代谢量、体重、收缩压及舒张压明显低于进餐中有饮水行为者，而体脂率无明显差异。

（五）饮水不足增加肾结石的患病风险

肾是机体重要的排毒器官，而肾发挥排毒功能需要足量的水，若饮水量不足，则可能会增加肾结石的发病风险。美国国家营养与健康调查研究发现，人群饮水量每增加一个四分位数值，肾结石的发病风险降低 8%（OR=0.92，95%CI 为 0.79 ~ 1.06），每日饮水量 > 2500 ml 和保持每日 2000 ml 的肾排水量（尿液）能显著降低肾结石的发病风险。另一项在上海居民中开展的病例对照研究发现每日饮水量超过 2500 ml 是肾结石的保护因素（OR=0.31，95%CI 为 0.06 ~ 0.42）。

（六）饮水不足可能增加泌尿系统感染的发生风险

饮水量增加的同时会伴有排尿量的增加，进而可促进病原体和毒素的排出，降低泌尿系统的感染风险。一项系统综述发现液体摄入量的不足与泌尿系统感染、慢性肾病和膀胱癌的发病风险密切相关。

第八章
增加身体活动，减少久坐与视屏时间，保持健康体重

身体活动缺乏是全球公认的主要慢性病的独立危险因素，有规律的身体活动可以提高生活质量，预防各种慢性病，并降低过早死亡的风险。研究表明，更好地身体活动可能是改善多病老年人预后的关键。因此，应增加身体活动，将其作为一项基本战略，以减轻全球老年人日益加重的共病负担。为此，《2020 年健康人目标》（*Healthy People 2020*）明确提到了增加身体活动作为心血管疾病、糖尿病和肌肉骨骼疾病等几种慢性病管理的重要性。

据估计，全球 27.5% 的成年人和 81% 的青少年没有达到 2010 年世界卫生组织建议的体力活动水平，过去 10 年中，几乎没有任何改善。数据显示，大多数国家，儿童和妇女的身体活动不如男童和男子活跃，经济水平较高和较低的群体之间以及国家和区域之间的身体活动水平差异较大。在全球范围内，缺乏身体活动造成 540 亿美元的直接卫生保健费用和 140 亿美元的生产力损失。

定期进行身体活动是预防非传染性慢性疾病的重要保护因素，不仅有助于维持健康体重，同时也有利于心理健康和总体幸福感的提升。

一、膳食原则和建议

（一）动则有益，积极参与锅庄等传统运动

任何类型的身体活动，无论持续时间长短，均可以提高和改善健康状况。建议不分性别、文化背景或社会经济地位，无论个人能力如何，每日都应积极进行身体活动。慢性病患者、残疾人群、孕产妇及哺乳期妇女，应在条件允许的情况下根据自身能力进行适量身体活动。

科学的身体活动可以预防疾病、愉悦身心、促进健康。锅庄是西藏等高原地区最为常见的大众舞蹈类型，同时也是一项有氧身体活动，建议高原地区居民积极参与锅庄运动，同时增加对太极拳、八段锦等传统运动的了解与实践，丰富高原地区居民的运动形式及内容。

（二）增加身体活动，每周进行至少 150 min 的中等强度身体活动

各年龄段人群每日应进行身体活动，保持能量平衡和健康体重。推荐成年人积极进行日常活动和运动，每周至少进行 5 天中等强度身体活动，累计 150 min 以上，鼓励适当进行高强度有氧运动，加强抗阻运动，多动多获益。

中等强度身体活动是指在运动过程中出现心率增快、呼吸略喘、单位时间内能量消耗达到静坐时能量消耗 3～6 倍的活动，常见的中等强度身体活动包括急步行、骑单车、排球及乒乓球等体育活动、水中有氧体能活动等。于高原地区居民而言，日常跳锅庄便是一项很好的中等强度有氧运动。

进行不同强度身体活动消耗的能量不同，每日都要积极进行身体活动，建议高原地区居民结合自身日常活动情况，考虑地理环境影响，合理安排身体活动。充分利用外出、工作间隙、家务劳动和闲暇时间，尽可能让自己动起来，把身体活动融入到工作和生活中。

（三）限制视屏时间，减少久坐行为

随着电子科技的日益发展和电子产品的不断普及，高原地区居民使用电子设备，如电视、平板电脑、手机等的机会明显增多，视屏时间不断增加，此行为对居民健康带来不良影响，建议高原地区居民，尤其是儿童青少年限制视屏时间。

久坐或静态行为指除了睡觉以外长时间坐着或躺着，包括长时间坐着工作、使用电脑、看电视等坐着（或躺着）的所有形式。久坐只消耗很少的能量，且身体各个部位得不到活动。

成年人较多久坐行为与全因死亡率、心血管疾病发病率、癌症发病率和死亡率、2 型糖尿病发病率等不良健康结果有关，建议高原地区居民减少久坐时间，利用该段时间进行各种强度的身体活动，从而带来健康收益。为了减少久坐行为对健康的不利影响，成年人进行中高强度的身体活动时应力求超过建议水平。

在办公室工作时，能站着的时候尽量不坐，多活动，如站着打电话、能走过去办事就不打电话、少乘电梯多爬楼梯等。久坐工作者，每小时起来活动一下，做伸展运动或健身操。在家尽量减少电视、手机或其他屏幕的使用时间，多进行散步、逛街、打球等活动。

（四）保持健康体重

生活方式和膳食结构的改变、身体活动减少使超重和肥胖的患病率无论在发达国家还是发展中国家都以惊人的速度增长。

合理的食物摄入量和身体活动是保持能量平衡、维持健康体重的两个关键因素。成年人健康的 BMI 应该保持在 $18.5 \sim 23.9 \ kg/m^2$ 之间，女性腰围应不超过 85 cm，男性腰围应不超过 90 cm。

建议树立健康体重理念，坚持合理膳食，增加身体活动以保持健康体重。鼓励摄入低能量、低脂肪、适量蛋白质和碳水化合物、富含微量元素和维生素的膳食。增加新鲜蔬菜水果在膳食中的比重，适当选择一些富含优质蛋白质的食物。此外，还需引导居民矫正不良的饮食行为和习惯，减少油炸食品的过量摄入，不喝或少喝含糖饮料。

二、高原地区居民身体活动现状

中国慢性病及危险因素监测结果显示，2018 年我国 18 岁及以上居民身体活动不足率为 23%，男性（24.4%）高于女性（20.2%）；从不锻炼的概率为 78%，女性（80.8%）略高于男性（75.2%）。从总的身体活动量来看，高海拔地区居民（含云南、西藏、青海和甘肃省海拔 ≥ 2500 m 的居民）身体活动量为（168.4 ± 147.3）MET-h/w，远低于低海拔地区居民的（200.2 ± 164.6）MET-h/w，提示高原地区居民身体活动相对不足。

中国慢性病及危险因素监测结果显示，2018 年西藏自治区居民身体活动不足率为 23%，女性（25.7%）高于男性（20.4%）；从不锻炼的概率为 85.3%，女性（86.9%）略高于男性（83.8%）；平均每日处于静态行为的时间为 3.8 h，女性（3.9 h）略高于男性（3.7 h）。

对西南区域自然人群队列研究项目的西藏项目点数据分析显示，西藏拉萨市城关区居民总的身体活动水平相对较低，其中高强度身体活动频率以无或几乎从来没有为主（图 8-1、图 8-2、图 8-3）。

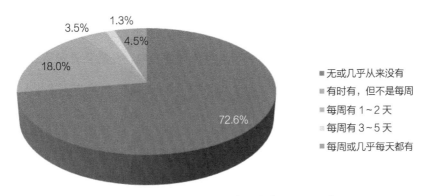

图 8-1　2018 年城关区居民高强度身体活动频率

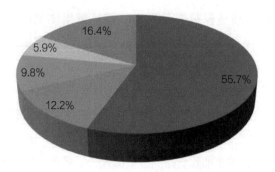

图 8-2　2018 年城关区居民体育锻炼频率

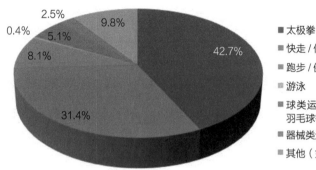

图 8-3　2018 年城关区居民身体活动类型

拓展 ▶ -

适合在高原地区开展的身体活动

（一）锅庄

锅庄作为在西藏地区最为常见的大众舞蹈类型，同时也是一项有氧身体活动。跳锅庄一般有固定的场所、较为固定的人群和固定的跳舞时间。锅庄舞的动作缓慢、优美、节律性强，不仅能进行有氧身体活动，还能促进居民之间的交流，为人们带来欢快愉悦的心情。

（二）慢跑和散步

中低强度的慢跑和长距离散步作为有氧运动，适合在高原低氧环境中开展，运动量达到微微喘气、适当出汗，运动过程中可以交谈的程度最为适合。高海拔地区空气密度只有平原地区的 77%，氧含量只有平原地区的 3/4 左右，在这样的环境下进行适当训练，可以更好地锻炼跑者的心血管系统，提高最大摄氧量和血红蛋白水平，增强耐受乳酸的能力，产生高原驯化适应。

（三）八段锦

八段锦是中国古代气功功法。现代研究表明练习八段锦能够活动全身关节和肌肉、调节紧张的精神、改善新陈代谢、增强心肺功能、促进血液循环，从而提高人体各项生理功能。在高原环境中，八段锦是个很合适的养生项目，同时八段锦对慢性疼痛的缓解、睡眠质量的提高、心理健康的改善都具有不可忽视的作用。

（四）骑行

骑行是一项有氧运动，适合在高原环境中进行。骑行具有提高心肺功能和肌肉力量、减脂、预防大脑衰老、促进睡眠等作用。

拓展 ▶ ┈┈┈┈┈┈┈┈┈┈┈┈┈┈┈┈┈┈┈┈┈┈┈┈┈┈┈┈┈┈┈┈┈

不同年龄段人群身体活动建议

2 岁以下的儿童

1. 每日与看护人进行各种形式的互动玩耍。
2. 能独立行走的幼儿每日进行至少 180 min（3 h）的身体活动。
3. 受限时间每次不超过 1 h。
4. 不建议看各种屏幕。

3~5 岁儿童

1. 每日要进行至少 180 min 的身体活动，其中包括 60 min 的有活力的玩耍，鼓励多做户外活动。
2. 每次静态行为时间不超过 1 h。
3. 每日看视频时间累计不超过 1 h。

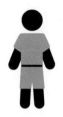

6～17 岁儿童青少年

1. 每日进行至少 60 min 中等强度到高强度的身体活动，且鼓励以户外活动为主。

2. 每周至少进行 3 天肌肉力量练习和强健骨骼。

3. 减少静态行为，每次静态行为持续不超过 1 h，每日视屏时间累计少于 2 h。

18～64 岁成年人

1. 每周进行 150～300 min 中等强度或 75～150 min 高强度有氧活动，或者等量的中等强度和高强度有氧活动组合。

2. 每周至少 2 天肌肉力量练习。

3. 保持日常身体活动，并增加活动量。

65 岁及以上老年人

1. 成年人的身体活动推荐量同样适用于老年人。

2. 要坚持平衡能力、灵活性和柔韧性练习。

3. 如果身体不允许每周进行 150 min 中等强度身体活动，应尽可能地增加各种力所能及的身体活动。

三、身体活动与健康的关系

众所周知，保持身体活动与能量摄入之间的平衡是保持健康体重的关键，进行足量的身体活动，不仅有助于维持健康的体重，也有助于预防诸多非传染性慢性疾病。

（一）身体活动与生理健康

1．增强心血管功能

身体活动可以降低心脏病和卒中的风险，增强心脏和血管功能，改善血液循环。有氧运动如慢跑、游泳和有氧舞蹈等可以提高心肺功能，降低血压和胆固醇水平。

2．调节能量代谢

身体活动有助于控制体重，增加能量消耗，改善新陈代谢。长期进行适当强度的身体活动可以维持健康的体重，减少脂肪的堆积。

3．改善体成分

身体活动有助于提高肌肉质量，改善肌肉协调性。进行力量训练和抗阻训练可以增加肌肉力量，预防肌肉萎缩和骨骼肌肉功能障碍。

4．改善骨健康

运动可预防肌肉萎缩，加强关节周围的肌肉力量，提高关节的灵活性，扩大关节运动的幅度，同时也可加强关节的稳定性；而且适量的运动可以改善骨骼的代谢活性，促使骨有机成分增加，无机成分减少，增强其弹性和韧性。运动能增加骨皮质的血流量，有利于血液向骨骼内输送钙离子，以及破骨细胞向成骨细胞转变，促进骨骼的形成。经常运动可使骨骼变粗，肌肉附着处的骨突增大，运动时的重力应激作用使骨密度增加、骨小梁排列整齐，与应力作用方向更为一致，从而有效预防或减轻骨质疏松。

5．增强免疫力

身体活动可以增强免疫系统功能，提高抵抗力。适度的身体活动有助于改善炎症并增强机体的自我修复能力。

6．改善呼吸和消化系统功能

消化系统是人体八大系统之一，它负责将机体摄入的食物分解、吸收和排泄。长期缺乏运动往往会导致消化系统的功能减弱，引发消化不良、胃肠道等问题。通过适当的身体活动，可增加腹部肌肉的运动，促进肠道蠕动，加快食物在消化道的通过速度，从而改善消化功能，减少消化不良的发生。

经常进行身体活动的人，呼吸器官的构造和功能都会发生良好变化，主要是骨性胸廓发达，因此胸围增大，这既增加了从肺内向外排气的量，又为肺内充满较多的气体提供了空间条件。身体活动可以使呼吸肌逐渐发达且力量增强，由于膈肌的收缩和舒张能力的提高，肺活量增大；随着运动水平的提高，肺通气量也相应增大。由于身体活动促进了肺的良好发育，使肺泡的弹性和通透性增加，更有利于进行气体交换；

组织对氧的利用率也会提高，表现为呼吸差加大，安静时呼吸频率缓慢。同时，由于呼吸与运动的协调配合，机体能够适应和满足较强身体活动对呼吸系统的要求。

（二）身体活动与生理健康

1. 足量的身体活动可以降低超重肥胖的风险

身体活动有助于改善新陈代谢，增加能量消耗，控制体重。一项 5 年的随访调查发现，身体活动对各种非传染性慢性疾病具有预防作用，包括慢性心血管疾病、2 型糖尿病和阿尔茨海默病等。经常性的休闲性身体活动能降低男性在随访中的肥胖患病率。每日活动少于 5000 步是静态行为较多的表现，而每日 8000 步以上表示为比较健康的生活习惯，静态行为者每日的步数增加到 10 000 步或每日的步数增加 2000 ~ 4000 步可引起体重的减轻。在上海市中学生中进行的研究发现，每周运动时间＞ 4 h 是超重肥胖的保护因素（OR=0.66，95%CI 为 0.51 ~ 0.84）。

孕妇在孕期的身体活动水平对新生婴儿体重、子代生命周期肥胖发生率具有较重要的影响。

2. 足量的身体活动能降低心血管疾病发生风险

研究发现增加身体活动总量可降低冠心病、脑卒中、心力衰竭和高血压等心脑血管疾病的发病风险，并且有较显著的剂量 – 反应关系。柳叶刀杂志上发表的一项在全球不同收入水平国家开展的研究发现，与低水平身体活动者（每周中等强度身体活动水平＜ 150 min 者）相比，中等水平身体活动（每周中等强度身体活动时间为 150 ~ 750 min 者）和高水平身体活动（每周中等强度身体活动时间＞ 750 min）者总死亡风险分别降低 20%（HR=0.80，95%CI 为 0.74 ~ 0.87）和 35%（HR=0.65，95%CI 为 0.60 ~ 0.71），心血管疾病发病风险降低 16%（HR=0.86，95%CI 为 0.78 ~ 0.93），即更高的身体活动在不同收入水平国家均与总死亡风险和心血管疾病发病风险的降低相关。

3. 身体活动可降低 2 型糖尿病的发病风险

身体活动对 2 型糖尿病的保护作用可能是通过能量平衡和减少脂肪堆积实现的，同时身体活动通过降低体重和 BMI 值以减少 2 型糖尿病的发病风险。此外，身体活动特别是引起大肌群收缩的身体活动可通过提高糖代谢以降低 2 型糖尿病发病风险。一项系统综述研究发现，身体活动水平的增加可降低 2 型糖尿病的发病风险，高水平身体活动者相比低水平身体活动者，2 型糖尿病的发病风险降低 35%。

4. 身体活动可降低全因死亡风险

在哥本哈根居民中开展的一项为期 10 年的队列研究发现，中等水平、高水平、极高水平休闲活动者相比低水平休闲性身体活动者总死亡风险分别降低 26%、41% 和 40%，HR（95%CI）分别为 0.74（0.68, 0.81）、0.59（0.54, 0.64）和 0.60（0.52, 0.69），而高水平的职业性身体活动对降低总死亡风险无统计学意义。另一项对四大洲近 5 万人平均随访 7 年的研究发现，与每日 3553 步相比，每日走更多步数的 3 个组（5801 步、7842 步、1 0901 步）死亡风险降低了 40% ~ 53%。

5．身体活动有益于改善体成分，维持骨骼健康

身体活动和体育锻炼对骨骼健康具有保护作用，有氧运动和抗阻运动对人的骨密度有积极保护作用，运动能预防骨质疏松和股血栓形成。运动或体育活动产生的多种机械负荷，如张力等，这些负荷对减少老年人的骨丢失、提高骨强度和预防骨质疏松症有益，同时运动诱导的激素和细胞因子可促进骨的形成。

（三）身体活动与心理健康

身体活动可以缓解焦虑、抑郁和压力，提高心理健康水平和幸福感。锻炼释放的内啡肽可促进积极情绪的产生。

1．身体活动可降低不良精神状态的风险，改善心理障碍

一项包含 19 个研究的 meta 分析结果显示，身体活动能显著改善焦虑症状。单纯身体活动比其他行为干预、个人活动比小组活动、有监督的活动比不监督的活动、中高强度活动比低强度活动，改善焦虑症的效果更好。身体活动通过诸多途径影响抑郁状况，如通过神经可塑性、机体炎症反应、氧化应激、免疫系统和社会支持等的变化抑制或延缓抑郁症的发生发展。一项队列研究显示，与久坐者（< 600 METs-min/w）相比，身体活动达到（1200 ~ 3000 METs-min/w）者患抑郁症的风险明显降低，男性身体活动达到（1800 ~ 3000 METs-min/w），抑郁发病风险降低 16%，HR=0.84（95%CI 为 0.74 ~ 0.95），女性身体活动量达到（1200 ~ 1800 METs-min/w），抑郁的发病风险降低 16%（HR=0.84, 95%CI 为 0.71 ~ 0.99）。

2．积极地身体活动有利于缓解压力，增加幸福感

美国卫生与人类服务部报告现有的前瞻性队列研究证据显示，积极的身体活动有利于缓解心理压力，同时能增加个体的心理幸福感。在 60 名 60 岁以上老年女性人群中进行的临床试验研究发现，干预组（30 名女性每周进行 3 次普拉提训练，持续 8 周）相比对照组（30 名女性未进行任何干预措施者），心理幸福感有明显的提高。一项关于规律有氧运动对积极情感影响的 meta 分析显示，运动对积极情感影响一般，但对情感低于平均水平的研究对象改善效果更好，当运动量较低时，如每周至少 3 天，每日持续时间 30 ~ 50 min，对积极情感的影响稍微增大。

第九章

合理烹调，杜绝浪费，会看食品标签，保证食品安全

高原地区低氧、低气压、紫外线强、昼夜温差大等独特的地理与气候条件对食物的生产运输、储藏、烹调等均有一定影响。高原地区居民的饮食结构相对较为单一，主要集中在高蛋白、高脂肪类食物的摄取。为达到平衡膳食的目标，居民应在现有的饮食结构基础上适当调整，并通过科学的储存方式来保障自身对果蔬类等食物的摄入。

高原地区居民个人及家庭应该整体提高食品卫生意识，选择本地生产的应季新鲜食品，采用正确的方式清洗，拒绝食用野生动物、染疫动物。食物制备过程中应注意生熟砧板、菜刀分开。外出聚会进餐过程中应尽量使用公勺公筷，或采取自助餐形式进餐来有效防止食源性疾病的发生发展。购买包装食品时读懂食品标签是认识和挑选包装食物的第一步，居民可以通过标签内容快速且直观地挑选安全可靠的食品，确保所购买食品与意愿相匹配。

高原地区常发生由毒蕈、未成熟和发芽的土豆、未煮熟的四季豆等导致的食源性疾病，以及以包虫病、绦虫病等为代表的寄生虫病。高原地区淡水资源多为开放性水源，易受到动物粪便或其他污染物的污染，由于高海拔地区沸点温度达不到 100 ℃，部分畜牧地区存在净水设备简陋，无法彻底消除耐热致病微生物对人体的危害。加强饮食卫生安全旨在确保通过饮食使居民得到充足的营养，以达到增强体质、防止食物中毒和其他食源性疾病发生等目的。

一、膳食原则和建议

（一）科学处理食物原料，选择高原适宜烹饪方式

在对食品原材料进行处理时要进行必要的清洗，以除去附着在食品表面的灰尘、杂质、微生物、残留农药等，可以通过盐水浸泡等方式进行深度洗涤。在处理海鲜、河鲜、菌类等物质时要注意鉴别可食部位。食品切配过程中要注意避免太细碎，已经切开的水果蔬菜不建议再次用水冲洗，以免造成部分水溶性维生素的流失。在处理生食熟食时，要注意用单独的砧板处理，不可混用，避免交叉污染。

尽量选择蒸、煮、炒烹饪，少用煎炸烹饪。采用蒸、煮的烹调方式可以最大程度

上保证食品中营养物质不流失，同时也可以保留食物原有的口感，在蒸煮过程中也会促进蛋白质变性、纤维软化，更有利于机体消化吸收。此外，煎炸食物的热量和脂肪含量较高，食物煎炸过程中需注意控制油温，以免食物过焦而产生有害物质，也要避免煎炸过食物的油反复利用。智能化的电压力锅、电磁炉、空气炸锅等烹调工具可有效改善高原地区居民烹调过程中遇到的困难。

大多数的微生物是不耐高温的，而在食品烹饪加热和煮熟过程中一方面要尽量避免过度烹饪以保留该食品原有的营养属性，另一方面确保食物熟透，诸如四季豆等食品在未煮熟的情况下容易引起食源性疾病。在剩饭、剩菜加热过程中也要保证其中心温度达到一定水平，才能确保居民摄入食品的相对安全。

（二）公筷分餐更卫生，杜绝浪费节俭兴

提倡采用分而食之的"分餐"方式，进餐时一人一小份，每个人餐具相对独立，或者使用公筷公勺，可以有效降低经唾液传播的传染性疾病的发生风险。分餐制还有利于明确食物种类、控制进餐量，实现均衡营养，培养节约、卫生、合理的饮食"新食尚"。

避免购买过多或不适合个人口味的食物，借助食品标签做出明智的购买决策。外出点餐时，按需点菜不铺张，减少食物浪费。制定厨余垃圾处理计划，将厨余垃圾分类回收或堆肥发酵，制成肥料。推荐购买本地、有机和可持续种植的食品，这些食品通常更健康新鲜，而且减少了运输和包装中的浪费。

（三）食品标签会辨识，健康饮食有意识

食品标签信息包含食品配料、净含量、适用人群、食用方法、营养成分表及相关的营养信息等。配料（表）是了解食品的主要原料、鉴别食品组成的最重要途径，按照"用料量递减"原则，配料（表）按配料用量高低依序列出食品原料、辅料、食品添加剂等。营养成分表是预包装食品标签上采用三列表形式标示的营养成分含量表，说明每 100 g（或每 100 ml）食品提供的能量以及蛋白质、脂肪、饱和脂肪酸、碳水化合物、糖、钠等营养成分的含量值，及其占营养素参考值的百分比。生产日期和保质期是食品标签上的重要信息，可以帮助居民确定食品是否新鲜和安全。确保购买保质期内的食品，并遵循正确的储存说明以保持食品的新鲜度。

通过阅读食品标签，可以了解食品的营养成分，帮助消费者选择符合自身营养需求的食品，同时也可以有效规避致敏、不耐受物质，避免选择高糖、高盐、高脂肪等不健康的食品。对于特定人群，如孕妇、儿童、慢性病患者等，可以根据食品标签上

的信息选择适宜的食品，更利于健康。

享用健康安全清洁食品的第一步是选用新鲜的食材，如刚收获不久的蔬菜、刚屠宰的畜禽、新烹饪好的饭菜等，学会辨别和采购新鲜食物是保证饮食卫生的关键，观察食品标签是较简单的判断食品是否新鲜的方式。另外，也可通过观察食品包装袋是否密闭性良好，是否存在有漏气或胀包等异常现象来判断。对于瓜果蔬菜、禽肉、蛋类等不含食品标签的食品在发生腐败变质时会有感官上的变化，如表面色泽暗沉或有霉点、触摸起来相对较软、有刺鼻异臭气味等。

谷物、豆类、坚果、干果、蜂蜜、干酪等易保存、耐储藏的食品适合高原地区居民进行储存，其新鲜度和安全性有较好的保障。由于储运距离较远，耗时较长，可能会导致食品中的水分流失，增加食物自身的代谢时间，造成食物中的营养物质降解或分解、食物新鲜度下降、感官品质变差，应尽量选择当季、当地食物资源。

高原地区居民应结合自身经济水平、身体状况及饮食需求，搭配不同营养特点的食材，以提高食物的营养价值，保证各种营养素的均衡摄入。

（四）野生动物不可食，染疫动物要远离

高原地区生态环境较完整，野生动物数量相对较多，但食用野生动物有引发人类疾病和重大公共卫生安全问题的风险。国家对于私自贩卖、捕杀、食用野生动物者均有相应的处罚条例。在染疫动物感染的疾病类型以及病原体尚未明确的情况下，食用其肉类极易引发人畜共患病。拒绝食用野生动物及染疫动物是保障生态平衡和公共卫生安全的重要举措。

（五）注重个人和饮食卫生，享用安全、清洁食品

包虫病是一种人畜共患的传染性疾病，主要分布在西藏、青海、四川等高原地区的牧区，主要经消化道传播，如食用被虫卵污染的食物和水，或手部、餐具带有虫卵随食物一起进入人体而导致感染，日常生活中若不注意饮食和个人卫生，易增加感染风险。建议高原地区居民勤洗手，养成良好的卫生习惯，同时注重食品卫生，不吃过期变质有异味的食品，不饮用生水，食用安全、清洁食品。

二、食品安全保障

（一）食品标签的主要内容

食品标签是附在食品包装上的文字、符号、图形、图像或其组合，目的是描

述、标明、说明或宣传该食品，为消费者提供购买和食用食品的信息。

1. 产品名称　表明食品的通用名称或特定名称。

2. 配料表　主要包含了食品的主要原料、辅料和食品添加剂等，并按照使用剂量由高到低顺次排列。

3. 营养成分表　提供每 100 g（或 100 ml）食品所提供的热量、蛋白质、脂肪、碳水化合物、纤维、矿物质、维生素等营养成分的含量，及营养素参考值（NRV）百分含量（表 9-1）。

4. 营养声称　是对该食品中营养成分含量水平的情况进行的说明，如高钙、无糖、低脂、零糖等。

5. 生产日期　食品的生产日期。

6. 保质期　食品的保质期限。

7. 生产商信息　包括生产商名称、地址和联系方式等。

表 9-1　食品营养成分表示意表

×× 纯牛奶营养成分表		
项目	每 100 g 含量	NRV%
能量	257 kJ	3%
蛋白质	3.0 g	5%
脂肪	3.5 g	6%
碳水化合物	4.5 g	2%
钠	56 mg	3%
钙	100 mg	13%
非脂乳固体 ≥ 8.1 g		

（二）食物储存注意事项

根据不同食物的特性，控制储藏环境的温度和湿度，可避免食物腐败和霉变。食品的储存温度一般分为常温、冷藏和冷冻 3 种，应根据食品的特性选择适当的储存方式。例如，易变质的乳制品和肉类应储存在冷藏室或冷冻室，以确保其新鲜度和口感。易霉变的谷物类，如大米、青稞等，应储藏在通风、干燥、阴凉处。

大部分营养素在高温环境下易分解或产生对机体有毒、有害的物质，因此，在烹饪过程中要尽量避免过度加热，可在食品表面挂糊浆来达到此目的。在高原环境下易出现水分挥发过快的情况，因此在烹饪中建议选用需烹饪较短时间的食材，如嫩肉、嫩菜等，以保持食材的嫩滑和水分。

（三）合理烹调与食品安全

合理烹调是保证食品安全和营养的关键。在日常生活中，科学的烹饪方法可以帮助我们更好地保留食品的营养，同时避免食品安全问题的发生。

在食品安全方面，合理烹调需要注意食材的选择、储存、加工和卫生情况。首先，要保证食材的新鲜和优质，尽量避免选择过期或变质的食材。其次，食材储存要得当，应避免因储存不当导致的食品污染或变质。在加工过程中，要注意卫生问题，保证食品不受污染。

在营养均衡方面，合理烹调需要注重膳食结构和机体的能量需求，以及各种必需营养素的摄入。首先，要保证食品的多样性，摄取足够的碳水化合物、蛋白质、脂肪、维生素和矿物质等必需营养素。其次，要根据不同人群的能量需求进行合理配餐，例如儿童、老人、孕妇等特殊人群的饮食需更加注重营养搭配。此外，饮食习惯也需注意，建议遵循"三低一高"原则，即低盐、低糖、低脂、高纤维，以保持营养均衡。

合理烹调方法包括适当的加热温度和时间，以及适宜的烹调方式。加热温度和时间如果过高、过长，会导致营养素的破坏；而温度和时间如果过低、过短，又可能无法杀死食物中的细菌和病毒。因此，要根据食材的特性和口感需求，选择合适的加热温度和时间。此外，烹调方式也需合理选择，如优先选择蒸、煮、炖、烤等，以便更好地保留食品的营养成分。

（四）杜绝食物浪费，推广发展理论

食品浪费是指在食品的生产、加工、流通、销售和消费的各个环节中，因不合理、不适当或不必要的原因造成的食品的丢失、浪费和损耗。生产和供应链环节存在生产过剩、供应链不畅、加工损耗等问题，消费习惯和饮食行为方面存在超量购买和储存、不合理饮食规划等问题，个人意识方面存在对食品价值认知不足、教育和宣传不足等问题。食品浪费产生的垃圾给城市垃圾处理系统带来巨大压力，大量的食品废弃物增加了垃圾处理的难度和成本，同时也会对环境产生污染。

食物可发展理论是指在满足当代人食物需求的同时，不损害满足未来世代食物需求的能力。它强调了食物生产的可持续性、公平性和环境友好性。食物可发展理论不仅关注食物的数量，更注重食物的质量、安全性和多样性。食物可发展理论有助于改善人们的饮食习惯，降低非传染性疾病的发病率；减少食物生产对环境的负面影响，

降低温室气体排放，保护生物多样性和水资源。

食物可发展理论的实践措施有：

1．推广可持续农业 采用有机农业、生态农业等可持续农业技术，减少化肥和农药的使用，提高土壤肥力和水资源利用效率。

2．加强食品供应链管理 建立透明、可追溯的食品供应链，确保食物质量和安全。

3．促进饮食多样化 鼓励人们摄入多种食物，提高饮食质量，减少食物浪费。

4．加强国际合作 加强国际政策对话和技术交流，共同应对全球粮食安全和环境挑战。

附 录

附录1　高原地区常见食物营养素含量
（以每100g可食部计）

附表 1-1　谷类及制品

食物名称	可食部 / %	水分 / g	能量 / kcal	蛋白质 / g	脂肪 / g	碳水化合物 / g	不溶性膳食纤维 / g	胆固醇 / mg	维生素 A / μgRAE
小麦	100	10.0	338	11.9	1.3	75.2	10.8	0	0
青稞	100	12.4	342	8.1	1.5	75.0	1.8	0	0
小麦粉（标准粉）	100	9.9	362	15.7	2.5	70.9	—	0	0
大麦	100	13.1	327	10.2	1.4	73.3	9.9	0	0
挂面（代表值）	100	11.5	353	11.4	0.9	75.1	0.9	0	—
面条（生，代表值）	100	24.2	301	8.9	0.6	65.6	0.8	0	—
花卷	100	45.7	214	6.4	1.0	45.6	1.5	0	—
馒头（代表值）	100	43.9	223	7.0	1.1	47.0	1.3	0	—
油条	100	21.8	388	6.9	17.6	51.0	0.9	—	—
稻米（代表值）	100	13.3	346	7.9	0.9	77.2	0.6	0	0
黑米	100	14.3	341	9.4	2.5	72.2	3.9	0	—
糯米	100	12.6	350	7.3	1.0	78.3	0.8	0	0
米饭（蒸，代表值）	100	70.9	116	2.6	0.3	25.9	0.3	0	0
粳米粥	100	88.6	46	1.1	0.3	9.9	0.1	0	0
玉米（鲜）	46	71.3	112	4.0	1.2	22.8	2.9	0	—
玉米粒（黄、干）	100	11.8	327	8.0	0.8	79.2	—	0	8
玉米面（黄）	100	11.2	350	8.5	1.5	78.4	—	0	3
小米	100	11.6	361	9.0	3.1	75.1	1.6	0	8
小米粥	100	89.3	46	1.4	0.7	8.4	—	0	—
荞麦	100	13.0	337	9.3	2.3	73.0	6.5	0	2
荞麦面	100	14.2	340	11.3	2.8	70.2	—	0	2
燕麦	100	10.2	338	10.1	0.2	77.4	6.0	0	Tr
烙饼（标准粉）	100	36.4	258	7.5	2.3	52.9	1.9	0	—
油饼	100	24.8	403	7.9	22.9	42.4	2.0	—	—

注：Tr 表示未检出或微量，低于目前应用的检测方法的检出限或未检出。
杨月欣，中国疾病预防控制中心营养与健康所. 中国食物成分表：标准版（第一册）. 6 版. 北京：北京大学医学出版社，2018.

胡萝卜素/μg	硫胺素/mg	核黄素/mg	烟酸/mg	维生素C/mg	维生素E/mg	钙/mg	磷/mg	钾/mg	钠/mg	铁/mg	锌/mg	硒/μg
0	0.40	0.10	4.00	0	1.82	34	325	289	6.8	5.1	2.33	4.05
0	0.34	0.11	6.70	0	0.96	113	405	644	77.0	40.7	2.38	4.60
0	0.46	0.05	1.91	0	0.32	31	167	190	3.1	0.6	0.20	7.42
0	0.43	0.14	3.90	0	1.23	66	381	49	Tr	6.4	4.36	9.80
—	0.17	0.04	2.09	0	1.11	20	134	129	184.5	2.3	0.72	9.21
—	0.22	0.07	1.80	0	0.47	12	139	123	21.4	4.3	1.09	6.59
—	Tr	0.02	1.10	0	—	19	72	83	95.0	0.4	Tr	6.17
—	0.04	0.05	—	0	0.65	38	107	138	165.1	1.8	0.71	8.45
—	0.01	0.07	0.70	0	3.19	6	77	227	585.2	1.0	0.75	8.60
0	0.15	0.04	2.00	0	0.43	8	112	112	1.8	1.1	1.54	2.83
—	0.33	0.13	7.90	0	0.22	12	356	256	7.1	1.6	3.80	3.20
0	0.11	0.04	2.30	0	1.29	26	113	137	1.5	1.4	1.54	2.71
0	0.02	0.03	1.90	0	—	7	62	30	2.5	1.3	0.92	0.40
0	Tr	0.03	0.20	0	—	7	20	13	2.8	0.1	0.20	0.20
—	0.16	0.11	1.80	16	0.46	—	117	238	1.1	1.1	0.90	1.63
100	0.03	0.02	0.56	0	0.38	—	—	—	—	—	—	—
40	0.07	0.04	0.80	0	0.98	22	196	249	2.3	0.4	0.08	2.68
100	0.33	0.10	1.50	0	3.63	41	229	284	4.3	5.1	1.87	4.74
—	0.02	0.07	0.90	0	0.26	10	32	19	4.1	1.0	0.41	0.30
20	0.28	0.16	2.20	0	4.40	47	297	401	4.7	6.2	3.62	2.45
20	0.26	0.10	3.47	0	5.31	71	243	304	0.9	7.0	1.94	2.16
Tr	0.46	0.07	—	—	0.91	58	342	356	2.1	2.9	1.75	—
—	0.02	0.04	—	0	1.03	20	146	141	149.3	2.4	0.94	7.50
—	0.11	0.05	—	0	13.72	46	124	106	572.5	2.3	0.97	10.60

附表 1-2　薯类、淀粉及制品

食物名称	可食部／%	水分／g	能量／kcal	蛋白质／g	脂肪／g	碳水化合物／g	不溶性膳食纤维／g	胆固醇／mg	维生素A／μgRAE
马铃薯	94	78.6	81	2.6	0.2	17.8	1.1	0	1
甘薯（白心）	86	72.6	106	1.4	0.2	25.2	1.0	0	18
甘薯（红心）	90	83.4	61	0.7	0.2	15.3	—	0	63
甘薯粉	100	14.5	336	2.7	0.2	80.9	0.1	0	2
淀粉（玉米）	100	13.5	346	1.2	0.1	85.0	0.1	0	—
淀粉（马铃薯）	100	17.4	332	0.1	0.1	82.0	0	0	0
淀粉（甘薯）	100	15.1	342	0.1	0.2	84.4	0	0	0
粉丝	100	15.0	338	0.8	0.2	83.7	1.1	0	—
粉条	100	14.3	338	0.5	0.1	84.2	0.6	0	—

注：Tr 表示未检出或微量，低于目前应用的检测方法的检出限或未检出。
杨月欣，中国疾病预防控制中心营养与健康所. 中国食物成分表：标准版（第一册）. 6 版. 北京：北京大学医学出版社，2018.

附表 1-3　干豆类及制品

食物名称	可食部／%	水分／g	能量／kcal	蛋白质／g	脂肪／g	碳水化合物／g	不溶性膳食纤维／g	胆固醇／mg	维生素A／μgRAE
黄豆	100	9.2	407	33.1	15.9	37.3	9.0	0	3
黑豆（干）	100	9.9	401	36.0	15.9	33.6	10.2	0	3
豆腐（代表值）	100	83.8	84	6.6	5.3	3.4	—	0	—
豆腐脑	100	96.7	15	1.9	0.8	0.0	Tr	0	—
豆奶	100	94.0	30	2.4	1.5	1.8	Tr	5	—
豆浆	100	93.8	31	3.0	1.6	1.2	—	0	—
豆腐卷	100	61.6	203	17.9	11.6	7.2	1.0	0	15
腐竹	100	7.9	461	44.6	21.7	22.3	1.0	0	—
千张	100	52.0	262	24.5	16.0	5.5	1.0	0	3
豆腐干（代表值）	100	61.3	197	14.9	11.3	9.6	—	0	2
素鸡	100	64.3	194	16.5	12.5	4.2	0.9	0	5
豆腐皮	100	9.4	447	51.6	23.0	12.5	—	0	23
绿豆（干）	100	12.3	329	21.6	0.8	62.0	6.4	0	11
赤小豆（干）	100	12.6	324	20.2	0.6	63.4	7.7	0	7

胡萝卜素/μg	硫胺素/mg	核黄素/mg	烟酸/mg	维生素C/mg	维生素E/mg	钙/mg	磷/mg	钾/mg	钠/mg	铁/mg	锌/mg	硒/μg
6	0.10	0.02	1.10	14.0	0.34	7	46	347	5.9	0.4	0.3	0.47
220	0.07	0.04	0.60	24.0	0.43	24	46	174	58.2	0.8	0.22	0.63
750	0.05	0.01	0.20	4.0	0.28	18	26	88	70.9	0.2	0.16	0.22
20	0.03	0.05	0.20	Tr	—	33	12	66	26.4	10	0.29	2.62
—	0.03	0.04	1.10		—	18	25	8	6.3	4.0	0.09	0.70
0	0	0	0	0	—	22	40	32	50	1.8	—	—
0	0	0	0.10	0	—	62	14	7	3.0	2.6	—	—
—	0.03	0.02	0.40	0	—	31	16	18	9.3	6.4	0.27	3.39
—	0.01	Tr	0.10	0	—	35	23	18	9.6	5.2	0.83	2.18

胡萝卜素/μg	硫胺素/mg	核黄素/mg	烟酸/mg	维生素C/mg	维生素E/mg	钙/mg	磷/mg	钾/mg	钠/mg	铁/mg	锌/mg	硒/μg
40	0.11	0.22	1.53	—	—	123	418	1276	13.8	35.8	4.61	2.03
30	0.20	0.33	2.00	—	17.36	224	500	1377	3.0	7.0	4.18	6.79
—	0.06	0.02	0.21	Tr	5.79	78	82	118	5.6	1.2	0.57	1.50
—	0.04	0.02	0.40	—	10.46	18	5	107	2.8	0.9	0.49	Tr
—	0.02	0.06	0.30	—	4.50	23	35	92	3.2	0.6	0.24	0.73
—	0.02	0.02	0.14	Tr	1.06	5	42	117	3.7	0.4	0.28	tr
180	0.02	0.04	0.40	—	27.63	156	288	82	81.1	6.1	2.76	2.51
—	0.13	0.07	0.80	—	27.84	77	284	553	26.5	16.5	3.69	6.65
30	0.04	0.05	0.20	—	23.38	313	309	94	20.6	6.4	2.52	1.75
25	0.02	0.05	0.40	Tr	13.00	447	174	137	329.0	7.1	1.84	7.12
60	0.02	0.03	0.40	—	17.80	319	180	42	373.8	5.3	1.74	6.73
280	0.22	0.12	0.91	Tr	46.55	239	494	877	7.4	11.7	4.08	2.26
130	0.25	0.11	2.00	—	10.95	81	337	787	3.2	6.5	2.18	4.28
80	0.16	0.11	2.00	—	14.36	74	305	860	2.2	7.4	2.20	3.80

食物名称	可食部 / %	水分 / g	能量 / kcal	蛋白质 / g	脂肪 / g	碳水化合物 / g	不溶性膳食纤维 / g	胆固醇 / mg	维生素 A / μgRAE
花豆（干、红）	100	14.8	328	19.1	1.3	62.7	5.5	0	36
花豆（干、紫）	97	13.2	330	17.2	1.4	65.8	7.4	0	23
芸豆（干、白）	100	14.4	315	23.4	1.4	57.2	9.8	0	—
芸豆（干、红）	100	11.1	331	21.4	1.3	62.5	8.3	0	15
蚕豆（干）	100	13.2	338	21.6	1.0	61.5	1.7	0	—
扁豆（干）	100	9.9	339	25.3	0.4	61.9	6.5	0	3
豇豆（干）	100	10.9	336	19.3	1.2	65.6	7.1	0	5
豌豆（干）	100	10.4	334	20.3	1.1	65.8	10.4	0	21

注：Tr 表示未检出或微量，低于目前应用的检测方法的检出限或未检出。
杨月欣，中国疾病预防控制中心营养与健康所. 中国食物成分表：标准版（第一册）. 6 版. 北京：北京大学医学出版社，2018.

附表 1-4　蔬菜类

食物名称	可食部 / %	水分 / g	能量 / kcal	蛋白质 / g	脂肪 / g	碳水化合物 / g	不溶性膳食纤维 / g	胆固醇 / mg	维生素 A / μgRAE
白萝卜	95	94.6	16	0.7	0.1	4.0	—	0	Tr
红萝卜	97	93.8	22	1.0	0.1	4.6	0.8	0	Tr
豆角	96	90.0	34	2.5	0.2	6.7	2.1	0	17
四季豆	96	91.3	31	2.0	0.4	5.7	1.5	0	35
豌豆尖	100	42.1	225	3.1	Tr	53.9	1.3	0	226
黄豆芽	100	88.8	47	4.5	1.6	4.5	1.5	0	3
绿豆芽	100	95.3	16	1.7	0.1	2.6	1.2	0	1
茄子（代表值）	93	93.4	23	1.1	0.2	4.9	1.3	0	4
番茄	97	95.2	15	0.9	0.2	3.3	—	0	31
辣椒（青、尖）	91	93.4	22	0.8	0.3	5.2	—	0	8
甜椒	82	94.6	18	1.0	0.2	3.8	—	0	6
油菜	96	95.6	14	1.3	0.5	2.0	—	0	90
圆白菜	86	93.2	24	1.5	0.2	4.6	1.0	0	6
西兰花	83	91.6	27	3.5	0.6	3.7	—	0	13
菠菜	89	91.2	28	2.6	0.3	4.5	1.7	0	243

（续表）

胡萝卜素/ μg	硫胺素/ mg	核黄素/ mg	烟酸/ mg	维生素C/ mg	维生素E/ mg	钙/ mg	磷/ mg	钾/ mg	钠/ mg	铁/ mg	锌/ mg	硒/ μg
430	0.25	—	3.00	—	6.13	38	48	358	12.5	0.3	1.27	19.05
280	0.14	—	2.70	—	9.64	221	169	641	19.6	5.9	3.40	74.06
—	0.18	0.26	2.40	—	6.16	—	—	—	—	—	—	—
180	0.18	0.09	2.00	—	7.74	176	218	1215	0.6	5.4	2.07	4.61
—	0.09	0.13	1.90	2.0	1.60	31	418	1117	86.0	8.2	3.42	1.30
30	0.26	0.45	2.60	—	1.86	137	218	439	2.3	19.2	1.90	32.00
60	0.16	0.08	1.90	—	8.61	40	344	737	6.8	7.1	3.04	5.74
250	0.49	0.14	2.40	—	8.47	97	259	823	9.7	4.9	2.35	1.69

胡萝卜素/ μg	硫胺素/ mg	核黄素/ mg	烟酸/ mg	维生素C/ mg	维生素E/ mg	钙/ mg	磷/ mg	钾/ mg	钠/ mg	铁/ mg	锌/ mg	硒/ μg
Tr	0.02	0.01	0.14	19.0	Tr	47	16	167	54.3	0.2	0.14	0.12
Tr	0.05	0.02	0.10	3.0	1.20	11	26	110	62.7	2.8	0.69	Tr
200	0.05	0.07	0.90	18.0	2.24	29	55	207	3.4	1.5	0.54	2.16
210	0.04	0.07	0.4	6.0	1.24	42	51	123	8.6	1.5	0.23	0.43
2710	0.07	0.23	Tr	11.0	0.22	17	65	160	3.2	5.1	0.93	1.94
30	0.04	0.07	0.60	8.0	0.80	21	74	160	7.2	0.9	0.54	0.96
11	0.02	0.02	0.35	4.0	Tr	14	19	32	25.8	0.3	0.20	0.27
50	0.02	0.04	0.60	5.0	1.13	24	23	142	5.4	0.5	0.23	0.48
375	0.02	0.01	0.49	14.0	0.42	4	24	179	9.7	0.2	0.12	Tr
98	0.02	0.02	0.62	59.0	0.38	11	20	154	7.0	0.3	0.21	0.02
76	0.02	0.02	0.39	130.0	0.41	—	—	—	—	—	—	0.38
1083	0.02	0.05	0.55	—	Tr	148	23	175	73.7	0.9	0.31	0.73
70	0.03	0.03	0.40	40.0	0.50	49	26	124	27.2	0.6	0.25	0.96
151	0.06	0.08	0.73	56.0	0.76	50	61	179	46.7	0.9	0.46	0.43
2920	0.04	0.11	0.60	32.0	1.74	66	47	311	85.2	2.9	0.85	0.97

食物名称	可食部/%	水分/g	能量/kcal	蛋白质/g	脂肪/g	碳水化合物/g	不溶性膳食纤维/g	胆固醇/mg	维生素A/μgRAE
芹菜茎	67	93.1	22	1.2	0.2	4.5	1.2	0	28
香菜	81	90.5	33	1.8	0.4	6.2	1.2	0	97
莴笋	62	95.5	15	1.0	0.1	2.8	0.6	0	13
生菜	94	96.7	12	1.6	0.4	1.1	—	0	2
油麦菜	81	95.9	12	1.1	0.4	2.1	—	0	63
山药（鲜）	83	84.8	57	1.9	0.2	12.4	0.8	0	3
姜（鲜）	95	87.0	46	1.3	0.6	10.3	2.7	0	14

注：Tr表示未检出或微量，低于目前应用的检测方法的检出限或未检出。
杨月欣，中国疾病预防控制中心营养与健康所. 中国食物成分表：标准版（第一册）. 6版. 北京：北京大学医学出版社，2018.

附表1-5　水果类及制品

食物名称	可食部/%	水分/g	能量/kcal	蛋白质/g	脂肪/g	碳水化合物/g	不溶性膳食纤维/g	胆固醇/mg	维生素A/μgRAE
苹果（代表值）	85	86.1	53	0.4	0.2	13.7	1.7	0	4
苹果（罐头）	100	89.2	41	0.2	0.2	10.3	1.3	0	—
梨（代表值）	82	85.9	51	0.3	0.1	13.1	2.6	0	2
梨（糖水罐头）	100	90.4	36	0.5	0.2	8.8	1.4	0	—
桃（代表值）	89	88.9	42	0.6	0.1	10.1	1.0	0	2
桃（糖水罐头）	100	84.9	60	0.3	0.2	14.5	—	0	—
李子	91	90.0	38	0.7	0.2	8.7	0.9	0	13
杏	91	89.4	38	0.9	0.1	9.1	1.3	0	38
杏（罐头）	100	89.2	40	0.6	0.2	9.7	1.4	0	36
枣（鲜）	87	67.4	125	1.1	0.3	30.5	1.9	0	20
枣（干）	80	26.9	276	3.2	0.5	67.8	6.2	0	1
樱桃	80	88.0	46	1.1	0.2	10.2	0.3	0	18
葡萄（代表值）	86	88.5	45	0.4	0.3	10.3	1.0	0	3
葡萄干	100	11.6	344	2.5	0.4	83.4	1.6	0	—
石榴（代表值）	57	79.2	72	1.3	0.2	18.5	4.9	0	—
柿	87	80.6	74	0.4	0.1	18.5	1.4	0	10
桑葚（代表值）	100	82.8	57	1.7	0.4	13.8	4.1	0	3
中华猕猴桃（毛叶）	83	83.4	61	0.8	0.6	14.5	2.6	0	11

（续表）

胡萝卜素/μg	硫胺素/mg	核黄素/mg	烟酸/mg	维生素C/mg	维生素E/mg	钙/mg	磷/mg	钾/mg	钠/mg	铁/mg	锌/mg	硒/μg
340	0.02	0.06	0.40	8.0	1.32	80	38	206	159.0	1.2	0.24	0.57
1160	0.04	0.14	2.20	48.0	0.80	101	49	272	48.5	2.9	0.45	0.53
150	0.02	0.02	0.50	4.0	0.19	23	48	212	36.5	0.9	0.33	0.54
26	0.02	0.01	—	Tr	Tr	14	12	91	16.1	0.2	0.12	0.04
751	0.03	0.07	0.56	2.0	0.45	60	26	164	32.0	0.5	0.24	0.16
20	0.05	0.02	0.30	5.0	0.24	16	34	213	18.6	0.3	0.27	0.55
170	0.02	0.03	0.80	4.0	—	27	25	295	14.9	1.4	0.34	0.56

胡萝卜素/μg	硫胺素/mg	核黄素/mg	烟酸/mg	维生素C/mg	维生素E/mg	钙/mg	磷/mg	钾/mg	钠/mg	铁/mg	锌/mg	硒/μg
50	0.02	0.02	0.20	3.0	0.43	4	7	83	1.3	0.3	0.04	0.10
—	—	—	—	—	—	26	8	50	6.2	0.7	0.20	4.64
20	0.03	0.03	0.20	5.0	0.46	7	14	85	1.7	0.4	0.10	0.29
—	0.02	0.04	0.20	Tr	0.02	2	3	15	2.1	0.3	0.19	Tr
20	0.01	0.02	0.30	10.0	0.71	6	11	127	1.7	0.3	0.14	0.47
—	Tr	0.04	0.20	Tr	0.75	3	9	63	2.7	0.1	0.25	—
150	0.03	0.02	0.40	5.0	0.74	8	11	144	3.8	0.6	0.14	0.23
450	0.02	0.03	0.60	4.0	0.95	14	15	226	2.3	0.6	0.20	0.20
430	Tr	—	—	Tr	1.32	6	8	26	22.3	2.1	0.35	4.13
240	0.06	0.09	0.90	243.0	0.78	22	23	375	1.2	1.2	1.52	0.80
10	0.04	0.16	0.90	14.0	3.04	64	51	524	6.2	2.3	0.65	1.02
210	0.02	0.02	0.60	10.0	2.22	11	27	232	8.0	0.4	0.23	0.21
40	0.03	0.02	0.25	4.0	0.86	9	13	127	1.9	0.4	0.16	0.11
—	0.09	—	—	5.0	—	52	90	995	19.1	9.1	0.18	2.74
—	0.05	0.03	—	8.0	3.72	6	70	231	0.7	0.2	0.19	—
120	0.02	0.02	0.30	30	1.12	9	23	151	0.8	0.2	0.08	0.24
30	0.02	0.06	—	—	9.87	37	33	32	2.0	0.4	0.26	5.65
130	0.05	0.02	0.30	62.0	2.43	27	26	144	10.0	1.2	0.57	0.28

食物名称	可食部/%	水分/g	能量/kcal	蛋白质/g	脂肪/g	碳水化合物/g	不溶性膳食纤维/g	胆固醇/mg	维生素A/μgRAE
草莓	97	91.3	32	1.0	0.2	7.1	1.1	0	3
无花果	100	81.3	65	1.5	0.1	16.0	3.0	0	3
无花果（干）	100	11.5	361	3.6	4.3	77.8	—	0	1
橙	74	87.4	48	0.8	0.2	11.1	0.6	0	13
柚	69	89.0	42	0.8	0.2	9.5	0.4	0	1
柠檬	66	91.0	37	1.1	1.2	6.2	1.3	0	Tr
芭蕉	68	68.9	115	1.2	0.1	28.9	3.1	0	—
菠萝	68	88.4	44	0.5	0.2	10.8	1.3	0	2
桂圆	50	81.4	71	1.2	0.1	16.6	0.4	0	2
桂圆（干）	37	26.9	277	5.0	0.2	64.8	2.0	0	2
荔枝	73	81.9	71	0.9	0.2	16.6	0.5	0	1
芒果	60	90.6	35	0.6	0.2	8.3	1.3	0	75
椰子	33	51.8	241	4.0	12.1	31.3	4.7	0	—
火龙果	69	84.8	55	1.1	0.2	13.3	1.6	0	Tr
榴莲	37	64.5	150	2.6	3.3	28.3	1.7	0	2
山竹	25	81.2	72	0.4	0.2	18.0	0.4	0	Tr
香蕉（红皮）	70	77.1	86	1.1	0.2	20.8	—	0	3
哈密瓜	71	91.0	34	0.5	0.1	7.9	0.2	0	77
西瓜（代表值）	59	92.3	31	0.5	0.3	6.8	0.2	0	14

注：Tr表示未检出或微量，低于目前应用的检测方法的检出限或未检出。
杨月欣，中国疾病预防控制中心营养与健康所. 中国食物成分表：标准版（第一册）. 6版. 北京：北京大学医学出版社，2018.

附表1-6　坚果、种子类

食物名称	可食部/%	水分/g	能量/kcal	蛋白质/g	脂肪/g	碳水化合物/g	不溶性膳食纤维/g	胆固醇/mg	维生素A/μgRAE
核桃（鲜）	43	49.8	336	12.8	29.9	6.1	4.3	0	—
核桃（干）	43	5.2	646	14.9	58.8	19.1	9.5	0	3
山核桃（干）	24	2.2	616	18.0	50.4	26.2	7.4	0	3
栗子（熟）	78	46.6	214	4.8	1.5	46.0	1.2	0	20
栗子（鲜）	80	52.0	188	4.2	0.7	42.2	1.7	0	16

（续表）

胡萝卜素/μg	硫胺素/mg	核黄素/mg	烟酸/mg	维生素C/mg	维生素E/mg	钙/mg	磷/mg	钾/mg	钠/mg	铁/mg	锌/mg	硒/μg
30	0.02	0.03	0.30	47.0	0.71	18	27	131	4.2	1.8	0.14	0.70
30	0.03	0.02	0.10	2.0	1.82	67	18	212	5.5	0.1	1.42	0.67
6	0.13	0.07	0.79	5.2	—	363	67	898	10.0	4.5	0.80	—
160	0.05	0.04	0.30	33.0	0.56	20	22	159	1.2	0.4	0.14	0.31
10	—	0.03	0.30	23.0	—	4	24	119	3.0	0.3	0.40	0.70
Tr	0.05	0.02	0.60	22.0	1.14	101	22	209	1.1	0.8	0.65	0.50
—	0.02	0.02	0.60	—	—	6	18	330	1.3	0.3	0.16	0.81
20	0.04	0.02	0.20	18.0	—	12	9	113	0.8	0.6	0.14	0.24
20	0.01	0.14	1.30	43.0	—	6	30	248	3.9	0.2	0.40	0.83
—	—	0.39	1.30	12.0	—	38	206	1348	3.3	0.7	0.55	12.4
10	0.10	0.04	1.10	41.0	—	2	24	151	1.7	0.4	0.17	0.14
897	0.01	0.04	0.30	23.0	1.21	—	11	138	2.8	0.2	0.09	1.44
—	0.01	0.01	0.50	6.0	—	2	90	475	55.6	1.8	0.92	—
Tr	0.03	0.02	0.22	3.0	0.14	7	35	20	2.7	0.3	0.29	0.03
20	0.20	0.13	1.19	2.8	2.28	4	38	261	2.9	0.3	0.16	3.26
Tr	0.08	0.02	0.30	1.2	0.36	11	9	48	3.8	0.3	0.06	0.54
36	0.02	0.02	0.51	4.9	0.20	9	17	208	3.2	0.2	0.04	0.07
920	—	0.01	—	12.0	—	4	19	190	26.7	Tr	0.13	1.10
173	0.02	0.04	0.30	5.7	0.11	7	12	97	3.3	0.4	0.09	0.09

胡萝卜素/μg	硫胺素/mg	核黄素/mg	烟酸/mg	维生素C/mg	维生素E/mg	钙/mg	磷/mg	钾/mg	钠/mg	铁/mg	锌/mg	硒/μg
—	0.07	0.14	1.40	10.0	41.17	—	—	—	—	—	—	—
30	0.15	0.14	0.90	1.0	43.21	56	294	385	6.4	2.7	2.17	4.62
30	0.16	0.09	0.50	—	65.55	57	521	237	250.7	6.8	6.42	0.87
240	0.19	0.13	1.20	36.0	—	15	91	—	—	1.7	—	—
190	0.14	0.17	0.80	24.0	4.56	17	89	442	13.9	1.1	0.57	1.13

食物名称	可食部/ %	水分/ g	能量/ kcal	蛋白质/ g	脂肪/ g	碳水化合物/ g	不溶性膳食纤维/ g	胆固醇/ mg	维生素A/ μgRAE
松子（炒）	31	3.6	644	14.1	58.5	21.4	12.4	0	3
开心果（熟）	82	0.8	631	20.6	53.0	21.9	8.2	0	—
榛子（熟）	66	2.2	642	12.5	57.3	25.6	12.9	0	—
腰果（熟）	100	2.1	615	24.0	50.9	20.4	10.4	0	4
花生（炒）	71	4.1	601	21.7	48.0	23.8	6.3	0	5
葵花子（炒）	52	2.0	625	22.6	52.8	17.3	4.8	0	3
莲子（干）	100	9.5	350	17.2	2.0	67.2	3.0	0	—
南瓜子（炒）	68	4.1	582	36.0	46.1	7.9	4.1	0	—
西瓜子（炒）	43	4.3	582	32.7	44.8	14.2	4.5	0	—
芝麻子（白）	100	5.3	536	18.4	39.6	31.5	9.8	0	—
芝麻子（黑）	100	5.7	559	19.1	46.1	24.0	14.0	0	—

注：Tr 表示未检出或微量，低于目前应用的检测方法的检出限或未检出。
杨月欣，中国疾病预防控制中心营养与健康所. 中国食物成分表：标准版（第一册）. 6 版. 北京：北京大学医学出版社，2018.

附表 1-7　菌藻类

食物名称	可食部/ %	水分/ g	能量/ kcal	蛋白质/ g	脂肪/ g	碳水化合物/ g	不溶性膳食纤维/ g	胆固醇/ mg	维生素A/ μgRAE
金针菇（鲜）	100	90.2	32	2.4	0.4	6.0	2.7	0	3
木耳（干）	100	15.5	265	12.1	1.5	65.6	29.9	0	8
平菇（糙皮侧耳）	93	92.5	24	1.9	0.3	4.6	2.3	0	1
香菇（鲜）	100	91.7	26	2.2	0.3	5.2	3.3	0	—
香菇（干）	95	12.3	274	20.0	1.2	61.7	31.6	0	2
银耳（干）	96	14.6	261	10.0	1.4	67.3	30.4	0	4
牛肝菌（白）	93	90.2	35	4.0	0.4	4.5	1.5	0	Tr
牛肝菌（黑）	95	90.6	32	3.6	0.2	4.8	1.6	0	Tr
海带（鲜）	100	94.4	13	1.2	0.1	2.1	0.5	0	—
紫菜（干）	100	12.7	250	26.7	1.1	44.1	21.6	0	114
裙带菜（干）	100	9.2	219	25.0	1.7	41.5	31.1	0	186

注：Tr 表示未检出或微量，低于目前应用的检测方法的检出限或未检出。
杨月欣，中国疾病预防控制中心营养与健康所. 中国食物成分表：标准版（第一册）. 6 版. 北京：北京大学医学出版社，2018.

（续表）

胡萝卜素/μg	硫胺素/mg	核黄素/mg	烟酸/mg	维生素C/mg	维生素E/mg	钙/mg	磷/mg	钾/mg	钠/mg	铁/mg	锌/mg	硒/μg
30	—	0.11	3.80	Tr	25.20	161	227	612	3.0	5.2	5.49	0.62
—	0.45	0.10	1.10	—	19.36	108	468	735	756.4	4.4	3.11	6.50
—	0.17	0.11	1.00	—	22.81	95	369	1001	9.4	3.8	2.25	2.02
49	0.24	0.13	1.30	—	6.70	19	639	680	35.7	7.4	5.30	10.93
60	0.13	0.12	18.90	Tr	12.94	47	326	563	34.8	1.5	2.03	3.90
30	0.43	0.26	4.8	Tr	26.46	72	564	491	1322.0	6.1	5.91	2.00
—	0.16	0.08	4.2	5.0	2.71	97	550	846	5.1	3.6	2.78	3.36
—	0.08	0.16	3.3	—	27.28	37	—	672	15.8	6.5	7.12	27.03
—	0.04	0.08	3.4	Tr	1.23	28	765	612	187.7	8.2	6.76	23.44
—	0.36	0.26	3.8	—	38.28	620	513	266	32.2	14.1	4.21	4.06
—	0.66	0.25	5.9	—	50.40	780	516	358	8.3	22.7	6.13	4.70

胡萝卜素/μg	硫胺素/mg	核黄素/mg	烟酸/mg	维生素C/mg	维生素E/mg	钙/mg	磷/mg	钾/mg	钠/mg	铁/mg	锌/mg	硒/μg
30	0.15	0.19	4.10	2.0	1.14	—	97	195	4.3	1.4	0.39	0.28
100	0.17	0.44	2.50	—	11.34	247	292	757	48.5	97.4	3.18	3.72
10	0.06	0.16	3.10	4.0	0.79	5	86	258	3.8	1.0	0.61	1.07
—	Tr	0.08	2.00	1.0	—	2	53	20	1.4	0.3	0.66	2.58
20	0.19	1.26	20.50	5.0	0.66	83	258	464	11.2	10.5	8.57	6.42
50	0.05	0.25	5.30	—	1.26	36	369	1588	82.1	4.1	3.03	2.95
Tr	0.14	1.11	2.10	—	8.93	5	68	301	2.1	2.1	0.98	0.25
Tr	0.07	0.31	6.60	—	—	2	60	291	1.3	2.1	1.19	0.34
—	0.02	0.15	1.30	Tr	1.85	46	22	246	8.6	0.9	0.16	9.54
1370	0.27	1.02	7.30	2.0	1.82	264	350	1796	710.5	54.9	2.47	7.22
2230	0.02	0.07	Tr	—	Tr	947	305	335	4411.6	16.4	2.62	15.88

附表 1-8　畜禽肉类

食物名称	可食部/%	水分/g	能量/kcal	蛋白质/g	脂肪/g	碳水化合物/g	不溶性膳食纤维/g	胆固醇/mg	维生素A/μgRAE
猪肉（代表值）	91	54.9	331	15.1	30.1	0	0	86	15
腊肉（生）	100	31.1	498	11.8	48.8	2.9	0	123	96
香肠	100	19.2	508	24.1	40.7	11.2	0	82	Tr
火腿肠（双汇牌）	100	61.5	215	12.1	14.6	8.8	0	13	56
牛肉（代表值）	100	69.8	160	20.0	8.7	0.5	0	58	3
牦牛肉	100	70.9	119	23.1	1.4	3.4	0	63	1
羊肉（代表值）	100	72.5	139	18.5	6.5	1.6	0	82	8
鸡肉（代表值）	63	70.5	145	20.3	6.7	0.9	0	106	92
鸭肉（代表值）	68	63.9	240	15.5	19.7	0.2	0	94	52
鹅肉	63	61.4	251	17.9	19.9	0	0	74	42
鸽肉	42	66.6	201	16.5	14.2	1.7	0	99	53

注：Tr 表示未检出或微量，低于目前应用的检测方法的检出限或未检出。

杨月欣，中国疾病预防控制中心营养与健康所. 中国食物成分表：标准版（第一册）. 6 版. 北京：北京大学医学出版社，2018.

附表 1-9　鱼类

食物名称	可食部/%	水分/g	能量/kcal	蛋白质/g	脂肪/g	碳水化合物/g	不溶性膳食纤维/g	胆固醇/mg	维生素A/μgRAE
草鱼	58	77.3	113	16.6	5.2	0	0	86	11
鲤鱼	54	76.7	109	17.6	4.1	0.5	0	84	25
鲢鱼	61	77.4	104	17.8	3.6	0	0	99	20
鲫鱼	54	75.4	108	17.1	2.7	3.8	0	130	17
鲈鱼	58	76.5	105	18.6	3.4	0	0	86	19
基围虾	60	75.2	101	18.2	1.4	3.9	0	181	—
河蟹	42	75.8	103	17.5	2.6	2.3	0	267	389
鲍鱼	65	77.5	84	12.6	0.8	6.6	0	242	24
生蚝	100	87.1	57	10.9	1.5	0	0	94	—
扇贝（鲜）	35	84.2	60	11.1	0.6	2.6	0	140	Tr
蛤蜊（代表值）	39	84.1	62	10.1	1.1	2.8	0	156	21
螺（代表值）	41	73.6	100	15.7	1.2	6.6	0	—	26
墨鱼（干）	82	24.8	287	65.3	1.9	2.1	0	316	Tr
鱿鱼（水浸）	98	81.4	75	17.0	0.8	0	0	—	16

注：Tr 表示未检出或微量，低于目前应用的检测方法的检出限或未检出。

杨月欣，中国疾病预防控制中心营养与健康所. 中国食物成分表：标准版（第一册）. 6 版. 北京：北京大学医学出版社，2018.

胡萝卜素/μg	硫胺素/mg	核黄素/mg	烟酸/mg	维生素C/mg	维生素E/mg	钙/mg	磷/mg	钾/mg	钠/mg	铁/mg	锌/mg	硒/μg
0	0.30	0.13	4.10	Tr	0.67	6	121	218	56.8	1.3	1.78	7.90
0	—	—	—	Tr	6.23	22	249	416	763.9	7.5	3.49	23.52
—	0.48	0.11	4.40	—	1.05	14	198	453	2309.2	5.8	7.61	8.77
—	0.04	0.11	1.78	—	0.65	19	157	130	1119.5	1.8	0.70	4.84
0	0.04	0.11	4.15	Tr	0.68	5	182	212	64.1	1.8	4.70	3.15
0	0.05	0.22	4.44	Tr	0.68	28	208	37	25.8	3.6	3.45	0.98
0	0.07	0.16	4.41	Tr	0.48	16	161	300	89.9	3.9	3.52	5.95
0	0.06	0.07	7.54	Tr	1.34	13	166	249	62.8	1.8	1.46	11.92
0	0.08	0.22	4.20	Tr	0.27	6	122	191	69.0	2.2	1.33	12.25
0	0.07	0.23	4.90	Tr	0.22	4	144	232	58.8	3.8	1.36	17.68
0	0.06	0.20	6.90	Tr	0.99	30	136	334	63.6	3.8	0.82	11.08

胡萝卜素/μg	硫胺素/mg	核黄素/mg	烟酸/mg	维生素C/mg	维生素E/mg	钙/mg	磷/mg	钾/mg	钠/mg	铁/mg	锌/mg	硒/μg
0	0.04	0.11	2.80	Tr	2.03	38	203	312	46.0	0.8	0.87	6.66
0	0.03	0.09	2.70	Tr	1.27	50	204	334	53.7	1.0	2.08	15.38
0	0.03	0.07	2.50	Tr	1.23	53	190	277	57.5	1.4	1.17	15.68
0	0.04	0.09	2.50	Tr	0.68	79	193	290	41.2	1.3	1.94	14.31
0	0.03	0.17	3.10	Tr	0.75	138	242	205	144.1	2.0	2.83	33.06
—	0.02	0.07	2.90	Tr	1.69	83	139	250	172.0	2.0	1.18	39.70
—	0.06	0.28	1.70	Tr	6.09	126	182	1810	193.5	2.9	3.68	56.72
—	0.01	0.16	0.20	Tr	2.20	266	77	136	2011.7	22.6	1.75	21.38
—	0.04	0.13	1.50	Tr	0.13	35	100	375	270.0	5.0	71.20	41.40
—	Tr	0.10	0.20	Tr	11.85	142	132	122	339.0	7.2	11.69	20.22
—	0.01	0.13	1.50	Tr	2.41	133	128	140	425.7	10.9	2.38	54.31
—	0.03	0.40	1.80	Tr	7.58	722	118	167	153.3	7.0	4.60	37.94
—	0.02	0.05	3.60	Tr	6.73	82	413	1261	1744.0	23.9	10.02	104.40
—	Tr	0.03	—	Tr	0.94	43	60	16	134.7	0.5	1.36	13.65

附表 1-10　蛋类

食物名称	可食部 / %	水分 / g	能量 / kcal	蛋白质 / g	脂肪 / g	碳水化合物 / g	不溶性膳食纤维 / g	胆固醇 / mg	维生素 A / μgRAE
鸡蛋（代表值）	87	75.2	581	13.1	8.6	2.4	0	648	255
鸡蛋（藏鸡蛋）	86	72.7	162	12.6	11.3	2.4	0	—	—
荷包蛋（油煎）	100	68.6	195	13.5	15.0	1.4	0	—	248
荷包蛋（煮）	100	74.9	155	12.3	11.7	0.2	0	—	158
鸭蛋	87	70.3	180	12.6	13.0	3.1	0	565	261
鸭蛋（咸鸭蛋，煮）	88	61.3	190	12.7	12.7	6.3	0	647	134
鹅蛋	87	69.3	196	11.1	15.6	2.8	0	704	192
鹌鹑蛋	86	73.0	160	12.8	11.1	2.1	0	515	337

注：Tr 表示未检出或微量，低于目前应用的检测方法的检出限或未检出。
杨月欣，中国疾病预防控制中心营养与健康所. 中国食物成分表：标准版（第一册）. 6 版. 北京：北京大学医学出版社，2018.

附表 1-11　乳类及制品

食物名称	可食部 / %	水分 / g	能量 / kcal	蛋白质 / g	脂肪 / g	碳水化合物 / g	不溶性膳食纤维 / g	胆固醇 / mg	维生素 A / μgRAE
纯牛奶（代表值）	100	87.6	65	3.3	3.6	4.9	0	17	54
鲜牛奶（代表值）	100	87.1	67	3.4	3.7	5.1	0	21	73
人乳	100	87.6	65	1.3	3.4	7.4	0	11	11
羊乳	100	88.9	59	1.5	3.5	5.4	0	31	84
全脂奶粉（代表值）	100	2.6	482	19.9	22.3	50.5	—	79	380
低脂奶粉（代表值）	100	3.6	425	23.7	11.9	55.9	—	49	625
儿童配方奶粉（代表值）	100	3.8	454	19.0	17.3	56.1	1.1	—	453
孕产妇配方奶粉（代表值）	100	3.0	413	22.0	9.8	60.5	2.9	—	524
中老年配方奶粉（代表值）	100	3.5	424	21.8	12.8	55.7	0.9	—	491
酸奶（代表值）	100	81.0	86	2.8	2.6	12.9	—	8	23
奶酪（干酪）	100	43.5	328	25.7	23.5	3.5	—	11	152
奶油	100	0.7	879	0.7	97.0	0.9	0	209	297

胡萝卜素/μg	硫胺素/mg	核黄素/mg	烟酸/mg	维生素C/mg	维生素E/mg	钙/mg	磷/mg	钾/mg	钠/mg	铁/mg	锌/mg	硒/μg
—	0.09	0.20	0.20	Tr	1.14	56	130	154	131.5	1.6	0.89	13.96
—	0.07	0.44	—	Tr	1.54	57	177	73	119.2	2.8	1.52	5.70
—	0.06	0.52	0.10	Tr	—	55	194	132	353.0	1.6	—	—
21	0.06	0.40	0.10	Tr	—	55	200	100	110.0	2.2	—	—
—	0.17	0.35	0.20	Tr	4.98	62	226	135	106.0	2.9	1.67	15.68
—	0.16	0.33	0.04	Tr	2.85	52	212	226	1131.0	2.1	1.50	32.76
—	0.08	0.30	0.40	Tr	4.50	34	130	74	90.6	4.1	1.43	27.24
—	0.11	0.49	0.10	Tr	3.08	47	180	138	106.6	3.2	1.61	25.48

胡萝卜素/μg	硫胺素/mg	核黄素/mg	烟酸/mg	维生素C/mg	维生素E/mg	钙/mg	磷/mg	钾/mg	钠/mg	铁/mg	锌/mg	硒/μg
—	0.03	0.12	0.11	Tr	0.13	107	90	180	63.7	0.3	0.28	1.34
—	0.02	0.12	—	Tr	0.11	113	103	127	120.3	0.3	0.24	—
—	0.01	0.04	0.20	5.0	—	30	13	—	—	0.1	0.28	—
—	0.04	0.12	2.10	—	0.19	82	98	135	20.6	0.5	0.29	1.75
—	0.13	1.90	0.50	23.6	0.48	928	513	777	352.0	4.6	3.93	12.09
—	0.55	1.33	—	55.0	10.00	1365	918	1154	378.5	10.3	6.00	8.36
82	0.52	0.81	3.75	38.6	10.00	705	493	797	317.3	6.8	5.75	7.80
84	0.88	1.15	6.66	95.6	—	903	541	899	334.5	13.1	7.59	8.00
63	0.59	1.01	16.60	55.5	11.25	1137	630	895	427.5	7.7	4.75	19.00
—	0.03	0.12	0.09	1.3	0.12	128	76	150	37.7	0.3	0.43	1.30
—	0.06	0.91	0.60	—	0.60	799	326	75	584.6	2.4	6.97	1.50
Tr	Tr	0.01	0	Tr	1.99	14	11	226	268.0	1.0	0.09	0.70

食物名称	可食部 / %	水分 / g	能量 / kcal	蛋白质 / g	脂肪 / g	碳水化合物 / g	不溶性膳食纤维 / g	胆固醇 / mg	维生素 A / μgRAE
黄油	100	0.5	888	1.4	98.0	0	0	296	—
酥油	100	14.0	718	0.7	74.9	10.3	0	193	384
酥油茶（原味）	100	3.7	465	3.0	17.7	73.3	0	3	Tr
奶片	100	3.7	472	13.3	20.2	59.3	0	65	75

注：Tr 表示未检出或微量，低于目前应用的检测方法的检出限或未检出。

杨月欣，中国疾病预防控制中心营养与健康所. 中国食物成分表：标准版（第一册）. 6 版. 北京：北京大学医学出版社，2018.

（续表）

胡萝卜素 / μg	硫胺素 / mg	核黄素 / mg	烟酸 / mg	维生素C/ mg	维生素E/ mg	钙 / mg	磷 / mg	钾 / mg	钠 / mg	铁 / mg	锌 / mg	硒 / μg
—	—	0.02	—	—	—	35	8	39	40.3	0.8	0.11	1.60
—	0.01	0.07	1.03	Tr	1.88	26	20	29	26.0	1.8	0.24	0.69
—	Tr	0.14	2.24	Tr	5.13	27	304	620	265.0	2.2	0.83	0.69
—	0.05	0.20	1.60	5.0	0.05	269	427	356	179.7	1.6	3.00	12.10

附录2 高原地区居民膳食设计食谱举例

附表 2-1　成年女性一日食谱（一）

餐次	菜肴名称	食物和用量
早餐	糌粑	糌粑粉（30 g）、酥油茶（50 ml）、糖（10 g）
	鸡蛋	鸡蛋（40 g）
	苹果	苹果（200 g）
加餐	核桃	核桃（2 个；1 个核桃 15 g，可食部 6 g）
	酸奶	酸奶（100 ml）
午餐	米饭	大米（50 g）
	青椒土豆丝	青椒（50 g）、土豆（100 g）
	大白菜炒牦牛肉	牦牛肉（70 g）、大白菜（30 g）
	胡萝卜红烧肉	胡萝卜（50 g）、猪肉（50 g）
	青菜豆腐汤	青菜（30 g）、豆腐（30 g）
加餐	香蕉	香蕉（150 g，可食部 89 g）
	牛奶	牛奶（200 ml）
晚餐	青菜牛肉面	青菜（100 g）、牦牛肉（40 g）、面（50 g）
	清炒菠菜	菠菜（150 g）
	玉米	玉米（142 g，可食部 87 g）

其他提示： 主动足量饮水，每日 7 ~ 8 杯水；阅读食品标签，选择低钠、低糖、低油 / 低脂、低反式脂肪酸食品；如添加糖，摄入量最好低于 25 g；如饮酒，摄入酒精量不超过 15 g；吃动平衡，每周进行至少 150 分钟的中等强度身体活动。

注： 该膳食设计基于 1980 kcal 能量需要量的平衡膳食模式，适用于 18 岁以上轻度或中度身体活动水平的人群。该能量需要量仅是估计值，您需要监测您的体重变化情况，判断是否需要调整能量摄入。

附表 2-2　成年女性一日食谱（二）

餐次	菜肴名称	食物和用量
早餐	藏面	碱水面（100 g）、骨汤（100 ml）
	鸡蛋	鸡蛋（40 g）
	甜茶	甜茶（400 ml）
加餐	苹果	苹果（200 g）
	酸奶	酸奶（100 ml）
午餐	米饭	大米（50 g）
	青椒土豆丝	青椒（50 g）、土豆（100 g）
	大白菜炒牦牛肉	牦牛肉（70 g）、大白菜（30 g）
	胡萝卜红烧肉	胡萝卜（50 g）、猪肉（50 g）
	青菜豆腐汤	青菜（30 g）、豆腐（30 g）
加餐	香蕉	香蕉（150 g，可食部 89 g）
	牛奶	牛奶（200 ml）
晚餐	饺子	面粉（35 g）、猪肉（30 g）、白菜（10 g）
	炝炒莲花白	莲花白（150 g）
	红薯	红薯（300 g）

其他提示： 主动足量饮水，每日 7 ~ 8 杯水；阅读食品标签，选择低钠、低糖、低油 / 低脂、低反式脂肪酸食品；如添加糖，摄入量最好低于 25 g；如饮酒，摄入酒精量不超过 15 g；吃动平衡，每周进行至少 150 分钟的中等强度身体活动。

注： 该膳食设计基于 1980 kcal 能量需要量的平衡膳食模式，适用于 18 岁以上轻度或中度身体活动水平的人群。该能量需要量仅是估计值，您需要监测您的体重变化情况，判断是否需要调整能量摄入。

附表 2-3　成年女性一日食谱（三）

餐次	菜肴名称	食物和用量
早餐	肉包子	肉包子 [1 个；面粉 50 g，猪肉（瘦）25 g]
	鸡蛋	鸡蛋（40 g）
	馒头	馒头（1 个，面粉 30 g）
	苹果	苹果（200 g）
	豆浆	豆浆（100 ml）
	炒上海青	上海青（150 g）
午餐	米饭	大米（50 g）
	青椒土豆丝	青椒（50 g）、土豆（100 g）
	大白菜炒牦牛肉	牦牛肉（70 g）、大白菜（30 g）
	胡萝卜红烧肉	胡萝卜（50 g）、猪肉（50 g）
	青菜豆腐汤	青菜（30 g）、豆腐（30 g）
加餐	香蕉	香蕉（150 g，可食部 89 g）
	牛奶	牛奶（200 ml）
晚餐	瘦肉粥	大米（50 g）、猪肉（瘦，20 g）
	花卷	面粉（70 g）、油（少许）
	凉拌水萝卜黄瓜	水萝卜（30 g）、黄瓜（30 g）
	蒸南瓜	南瓜（150 g）

其他提示： 主动足量饮水，每日 7 ~ 8 杯水；阅读食品标签，选择低钠、低糖、低油 / 低脂、低反式脂肪酸食品；如添加糖，摄入量最好低于 25 g；如饮酒，摄入酒精量不超过 15 g；吃动平衡，每周进行至少 150 分钟的中等强度身体活动。

注： 该膳食设计基于 1980 kcal 能量需要量的平衡膳食模式，适用于 18 岁以上轻度或中度身体活动水平的人群。该能量需要量仅是估计值，您需要监测您的体重变化情况，判断是否需要调整能量摄入。

附表2-4　成年男性一日食谱（一）

餐次	菜肴名称	食物和用量
早餐	藏面	碱水面（150 g）、骨汤（100 ml）
	鸡蛋	鸡蛋（40 g）
	甜茶	甜茶（600 ml）
加餐	苹果	苹果（200 g）
	酸奶	酸奶（100 ml）
	核桃	核桃（2 个；1 个核桃 15 g，可食部 6 g）
午餐	米饭	大米（75 g）
	青椒土豆丝	青椒（50 g）、土豆（100 g）
	大白菜炒牦牛肉	牦牛肉（100 g）、大白菜（50 g）
	胡萝卜红烧肉	胡萝卜（70 g）、猪肉（70 g）
	青菜豆腐汤	青菜（30 g）、豆腐（30 g）
加餐	香蕉	香蕉（150 g，可食部 89 g）
	牛奶	牛奶（200 ml）
晚餐	饺子	面粉（50 g）、牛肉（60 g）、芹菜（15 g）
	炝炒莲花白	莲花白（150 g）
	红薯	红薯（300 g）

其他提示： 主动足量饮水，每日 7 ~ 8 杯水；阅读食品标签，选择低钠、低糖、低油 / 低脂、低反式脂肪酸食品；如添加糖，摄入量最好低于 25 g；如饮酒，摄入酒精量不超过 15 g；吃动平衡，每周进行至少 150 分钟的中等强度身体活动。

注： 该膳食设计基于 2640 kcal 能量需要量的平衡膳食模式，适用于 18 岁以上轻度或中度身体活动水平的人群。该能量需要量仅是估计值，您需要监测您的体重变化情况，判断是否需要调整能量摄入。

附表 2-5　成年男性一日食谱（二）

餐次	菜肴名称	食物和用量
早餐	肉包子	肉包子 [2 个；面粉 100 g，猪肉（瘦）50 g]
	鸡蛋	鸡蛋（40 g）
	馒头	馒头（2 个，面粉 60 g）
	苹果	苹果（200 g）
	豆浆	豆浆（250 ml）
	炒上海青	上海青（150 g）
加餐	酸奶	酸奶（100 ml）
	核桃	核桃（2 个；1 个核桃 15 g，可食部 6 g）
午餐	米饭	大米（75 g）
	青椒土豆丝	青椒（50 g）、土豆（100 g）
	大白菜炒牦牛肉	牦牛肉（100 g）、大白菜（50 g）
	胡萝卜红烧肉	胡萝卜（70 g）、猪肉（70 g）
	青菜豆腐汤	青菜（30 g）、豆腐（30 g）
加餐	香蕉	香蕉（150 g，可食部 89 g）
	牛奶	牛奶（200 ml）
晚餐	瘦肉粥	大米（70 g）、猪肉（瘦，30 g）
	花卷	面粉（70 g）、油（少许）
	凉拌水萝卜黄瓜	水萝卜（30 g）、黄瓜（30 g）
	蒸南瓜	南瓜（150 g）

其他提示： 主动足量饮水，每日 7 ~ 8 杯水；阅读食品标签，选择低钠、低糖、低油 / 低脂、低反式脂肪酸食品；如添加糖，摄入量最好低于 25 g；如饮酒，摄入酒精量不超过 15 g；吃动平衡，每周进行至少 150 分钟的中等强度身体活动。

注： 该膳食设计基于 2640 kcal 能量需要量的平衡膳食模式，适用于 18 岁以上轻度或中度身体活动水平的人群。该能量需要量仅是估计值，您需要监测您的体重变化情况，判断是否需要调整能量摄入。

附表 2-6　成年男性一日食谱（三）

餐次	菜肴名称	食物和用量
早餐	糌粑	糌粑粉（50 g）、酥油茶（70 ml）、糖（10 g）
	鸡蛋	鸡蛋（40 g）
	苹果	苹果（200 g）
加餐	核桃	核桃（2 个；1 个核桃 15 g，可食部 6 g）
	酸奶	酸奶（100 ml）
午餐	米饭	大米（50 g）
	青椒土豆丝	青椒（50 g）、土豆（100 g）
	大白菜炒牦牛肉	牦牛肉（100 g）、大白菜（50 g）
	胡萝卜红烧肉	胡萝卜（70 g）、猪肉（70 g）
	青菜豆腐汤	青菜（30 g）、豆腐（30 g）
加餐	香蕉	香蕉（150 g，可食部 89 g）
	牛奶	牛奶（200 ml）
晚餐	青菜牛肉面	青菜（100 g）、牦牛肉（50 g）、面（100 g）
	清炒菠菜	菠菜（150 g）
	玉米	玉米（142 g，可食部 87 g）

其他提示： 主动足量饮水，每日 7 ~ 8 杯水；阅读食品标签，选择低钠、低糖、低油 / 低脂、低反式脂肪酸食品；如添加糖，摄入量最好低于 25 g；如饮酒，摄入酒精量不超过 15 g；吃动平衡，每周进行至少 150 分钟的中等强度身体活动。

注： 该膳食设计基于 2640 kcal 能量需要量的平衡膳食模式，适用于 18 岁以上轻度或中度身体活动水平的人群。该能量需要量仅是估计值，您需要监测您的体重变化情况，判断是否需要调整能量摄入。

附录3　常见身体活动强度和能量消耗表

活动项目		身体活动强度 / MET		能量消耗 / (kcal·标准体重$^{-1}$· 10 min^{-1})	
				男 (66 kg)	女 (56 kg)
家务活动	整理床、站立	低强度	2.0	22.0	18.7
	洗碗	低强度	2.3	25.3	21.5
	收拾餐桌、做饭、准备食物	低强度	2.5	27.5	23.3
	擦窗户	低强度	2.8	30.8	26.1
	手洗衣服	中强度	3.3	36.3	30.8
	扫地、拖地、吸尘	中强度	3.5	38.5	32.7
步行	慢速（3 km/h）	低强度	2.5	27.5	23.3
	中速（5 km/h）	中强度	3.5	38.5	32.7
	快速（5 km/h）	中强度	4.0	44.0	37.3
	下楼	中强度	3.0	33.0	28.0
	上楼	高强度	8.0	88.0	74.7
	上下楼	中强度	4.5	49.5	42.0
跑步	慢跑，一般	高强度	7.0	77.0	65.3
	8 km/h，原地	高强度	8.0	88.0	74.7
	9 km/h	极高强度	10.0	110.0	93.3
骑自行车	12 ～ 16 km/h	中强度	4.0	44.0	37.3
	16 ～ 19 km/h	中强度	6.0	66.0	56.0

（续表）

活动项目		身体活动强度 / MET		能量消耗 / （kcal · 标准体重⁻¹ · 10 min⁻¹ ）	
				男（66 kg）	女（56 kg）
球类活动	篮球，一般	中强度	6.0	66.0	56.0
	排球，一般	中强度	3.0	33.0	28.0
	乒乓球	中强度	4.0	44.0	37.3
	羽毛球，一般	中强度	4.5	49.5	42.0
	足球，一般	高强度	7.0	77.0	65.3
游泳	踩水，中等用力，一般	中强度	4.0	44.0	37.3
	爬泳（慢）、仰泳	高强度	8.0	88.0	74.7
	蛙泳，一般速度	极高强度	10.0	110.0	93.3

注：1 MET 相当于每千克体重每小时消耗能量 1 kcal ［即 1 kcal/（kg·h）］，其中身体活动强度＜3 MET 为低强度，3 ～ 6 MET 为中强度，7 ～ 9 MET 为高强度，10 ～ 11 MET 为极高强度。受高原环境影响，高原地区居民身体活动能量消耗与其他地区相比有所增加。

主要参考文献

［1］中国营养学会. 中国居民膳食指南（2022）[M]. 北京：人民卫生出版社，2022.

［2］Lowe D A, Wu N, Rohdin-Bibby L, et al. Effects of time-restricted eating on weight loss and other metabolic parameters in women and men with overweight and obesity: the TREAT Randomized Clinical Trial[J]. JAmA Intern Med, 2020, 180(11): 1491-1499.

［3］Monzani A, Ricotti R, Caputo M, et al. A systematic review of the association of skipping breakfast with weight and cardiometabolic risk factors in children and adolescents: what should we better investigate in the future?[J]. Nutrients, 2019, 11(2): 387.

［4］Boschloo A, Ouwehand C, Dekker S, et al. The relation between breakfast skipping and school performance in adolescents[J]. Mind Brain Educ, 2012, 6(2): 81-88.

［5］Ishizuka R, Otaki N, Tai Y, et al. Breakfast skipping and declines in cognitive score among community-dwelling older adults: a longitudinal study of the HEIJO-KYO cohort[J]. J Geriatr Psychiatry Neurol, 2023, 36(4): 316-322.

［6］Huisman S D, Hendrieckx C, Bot M, et al. Prevalence, associations and health outcomes of binge eating in adults with type 1 or type 2 diabetes: results from Diabetes MILES—the Netherlands[J]. Diabet Med, 2023, 40: e14953.

［7］Hetterich L, Mack I, Giel K E, et al. An update on gastrointestinal disturbances in eating disorders[J]. Mol Cell Endocrinol, 2019, 497: 110318.

［8］Liu J H, Yi P, Liu F. The effect of early time-restricted eating vs later time-restricted eating on weight loss and metabolic health[J]. J Clin Endocrinol Metab, 2023, 108(7): 1824-1834.

［9］陈漪函. 频繁食用外卖食品对于成年人肠道菌群的影响[D]. 长沙：中南大学，2022.

［10］张玲玲，熊家豪，王纪川. 长沙市大学生外卖食品消费现状及其与超重肥胖的关联[J]. 中华疾病控制，2020，24（9）：1027-1031.

［11］徐靖. 晨起饮水量与代谢综合征及其各组分间关联的研究[D]. 天津：天津医科
大学，2018.

［12］高向晖，杨建军，陶秀娟. 儿童青少年进餐中饮水行为对肥胖的影响[J]. 中国学
校卫生，2014，35（3）：360-362.

［13］Wang J S, Chiang H Y, Chen H L, et al. Association of water intake and hydration status
with risk of kidney stone formation based on NHANES 2009–2012 cycles[J]. Public
Health Nutr, 2022, 25(9): 2403-2414.

［14］Plüddemann A. Can drinking more water prevent urinary tract infections? The evidence
says yes[J]. BMJ Evid Based Med, 2019, 24(5): 191-192.

［15］Lotan Y, Daudon M, Bruyère F, et al. Impact of fluid intake in the prevention of urinary
system diseases[J]. Curr Opin Nephrol Hypertens, 2013, 22: S1-S10.

［16］Belizan J M, Sazawal S, Dhingra U, et al. Micronutrient fortified milk improves iron
status, anemia and growth among children 1–4 years: a double masked, randomized,
controlled trial[J]. PLoS One, 2010, 5(8): e12167.

［17］Achón M, Úbeda N, García-González Á, et al. Effects of milk and dairy product
consumption on pregnancy and lactation outcomes: a systematic review[J]. Adv Nutr,
2019, 10: S74-S87.

［18］Zhang X, Chen X, Xu Y, et al. Milk consumption and multiple health outcomes:
umbrella review of systematic reviews and meta-analyses in humans[J]. Nutr Metab, 2021,
18(1): 7.

［19］Malmir H, Larijani B, Esmaillzadeh A. Consumption of milk and dairy products and
risk of osteoporosis and hip fracture: a systematic review and meta-analysis[J]. Crit Rev
Food Sci Nutr, 2020, 60(10): 1722-1737.

［20］Shen Y, Wang Y, Chang C, et al. Prevalence and risk factors associated with
hyperuricemia among working population at high altitudes: a cross-sectional study in
Western China[J]. Clin Rheumatol, 2019, 38(5): 1375-1384.

［21］Xu J, Lao J, Jiang Q, et al. Associations between milk intake and sleep disorders in
Chinese adults: a cross-sectional study[J]. Nutrients, 2023, 15(18): 4079.

［22］马玉霞，韩琳，王何. 中国藏族人群高血压患病率的系统回顾和荟萃分析[J]. 中
华高血压杂志，2020，28（9）：847-855.

［23］Clemente-Suarez V J, Mielgo-Ayuso J, Martin-Rodriguez A, et al. The burden of
carbohydrates in health and disease[J]. Nutrients, 2022, 14(18):3809.

［24］Chi D L, Scott J M. Added sugar and dental caries in children: a scientific update and future steps[J]. Dent Clin North Am, 2019, 63(1): 17-33.

［25］Calcaterra V, Cena H, Magenes V C, et al. Sugar-sweetened beverages and metabolic risk in children and adolescents with obesity: a narrative review[J]. Nutrients, 2023, 15(3): 702.

［26］Jakobsen D D, Brader L, Bruun J M. Association between food, beverages and overweight/obesity in children and adolescents: a systematic review and meta-analysis of observational studies[J]. Nutrients, 2023, 15(3): 764.

［27］Ma X, Nan F, Liang H, et al. Excessive intake of sugar: an accomplice of inflammation[J]. Front Immunol, 2022, 13: 988481.

［28］Osna N A, Donohue T M Jr, Kharbanda K K. Alcoholic liver disease: pathogenesis and current management[J]. Alcohol Research, 38(2): 147-161.

［29］Kesmodel U S, Nygaard S S, Mortensen E L, et al. Are low-to-moderate average alcohol consumption and isolated episodes of binge drinking in early pregnancy associated with facial features related to fetal alcohol syndrome in 5-year-old children?[J]. Alcohol Clin Exp Res, 2019, 43(6): 1199-1212.

［30］朱耿赟. 广西农村地区痛风及痛风石饮食影响因素研究[D]. 南宁：广西医科大学，2017.

［31］Sturgess C, Montgomery H. Selection pressure at altitude for genes related to alcohol metabolism: a role for endogenous enteric ethanol synthesis?[J]. Exp Physiol, 2021, 106(11): 2155-2167.

［32］王倩倩，王晓航，邱山虎. 运动对肥胖相关代谢异常的作用[J]. 中国实用内科杂志，2022，42（2）：102-106.

［33］Reiner M, Niermann C, Jekauc D, et al. Long-term health benefits of physical activity: a systematic review of longitudinal studies[J]. BMC Public Health, 2013, 13: 813.

［34］吴梵，高俊岭，唐富荣，等. 上海市金山区初中生饮食、体力活动与体重关系的研究[J]. 中国健康教育，2019，35（4）：323-327.

［35］Lear S A, Hu W, Rangarajan S, et al. The effect of physical activity on mortality and cardiovascular disease in 130 000 people from 17 high-income, middle-income, and low-income countries: the PURE study[J]. Lancet, 2017, 390(10113): 2643-2654.

［36］Aune D, Norat T, Leitzmann M, et al. Physical activity and the risk of type 2 diabetes: a systematic review and dose-response meta-analysis[J]. Eur J Epidemiol, 2015, 30(7): 529-542.

［37］Holtermann A, Schnohr P, Nordestgaard B G, et al. The physical activity paradox in cardiovascular disease and all-cause mortality: the contemporary Copenhagen General Population Study with 104 046 adults[J]. Eur Heart J, 2021, 42(15): 1499-1511.

[38] Tong X, Chen X, Zhang S, et al. The effect of exercise on the prevention of osteoporosis and bone angiogenesis[J]. BioMed Res Int, 2019, 2019: 8171897.

[39] Hermelink R, Leitzmann M F, Markozannes G, et al. Sedentary behavior and cancer: an umbrella review and meta-analysis[J]. Eur J Epidemiol, 2022, 37(5): 447-460.

[40] Conn V S. Anxiety outcomes after physical activity interventions[J]. Nurs Res, 2010, 59(3): 224-231.

[41] Kandola A, Ashdown-Franks G, Hendrikse J, et al. Physical activity and depression: towards understanding the antidepressant mechanisms of physical activity[J]. Neurosci Biobehav Rev, 2019, 107: 525-539.

[42] Kim S Y, Park J H, Lee M Y, et al. Physical activity and the prevention of depression: a cohort study[J]. Gen Hosp Psychiatry, 2019, 60: 90-97.

[43] 刘婉莹. 高海拔环境下运动影响移居者心肺功能的生理机制研究[D]. 拉萨：西藏大学，2023.

[44] Bianba, Andersen L B, Stigum H, et al. Children's exercise capacity at high altitude in Tibet[J]. Chin J Appl Physiol, 2014, 30(6): 481-488.

[45] Liu Z, Hu H, Wen X, et al. Baduanjin improves neck pain and functional movement in middle-aged and elderly people: a systematic review and meta-analysis of randomized controlled trials[J]. Front Med, 2023, 9: 920102.

[46] Wu Z, Kuang Y, Wan Y, et al. Effect of a Baduanjin intervention on the risk of falls in the elderly individuals with mild cognitive impairment: a study protocol for a randomized controlled trial[J]. BMC Complement Med Ther, 2023, 23(1): 233.

[47] Hu H, Zhao Y, Feng Y, et al. Consumption of whole grains and refined grains and associated risk of cardiovascular disease events and all-cause mortality: a systematic review and dose-response meta-analysis of prospective cohort studies[J]. Am J Clin Nutr, 2023, 117(1): 149-159.

[48] Zhang B, Zhao Q, Guo W, et al. Association of whole grain intake with all-cause, cardiovascular, and cancer mortality: a systematic review and dose-response meta-analysis from prospective cohort studies[J]. Eur J Clin Nutr, 2018, 72(1): 57-65.

[49] Faezeh G, Mohammad S M, Ahmad E. Consumption of whole grains and risk of type 2 diabetes: a comprehensive systematic review and dose–response meta‐analysis of prospective cohort studies[J]. Food Sci Nutr, 2022, 10(6): 1950-1960.

［50］ Pei Q, Dechen L, Xiaoyan W, et al. Fried-food consumption and risk of overweight/ obesity, type 2 diabetes mellitus, and hypertension in adults: a meta-analysis of observational studies[J]. Crit Rev Food Sci Nutr, 2021, 62(24): 6809-6820.

［51］ Zhou X, Wang L, Xiao J, et al. Alcohol consumption, DNA methylation and colorectal cancer risk: results from pooled cohort studies and Mendelian randomization analysis[J]. Int J Cancer, 2022, 151(1): 83-94.

［52］ Hur J, Smith-Warner S A, Rimm E B, et al. Alcohol intake in early adulthood and risk of colorectal cancer: three large prospective cohort studies of men and women in the United States[J]. Eur J Epidemiol, 2021, 36(3): 325-333.

［53］ Donat-Vargas C, Guerrero-Zotano Á, Casas A, et al. Trajectories of alcohol consumption during life and the risk of developing breast cancer[J]. Br J Cancer, 2021, 125(8): 1168-1176.

［54］ Iwase M, Matsuo K, Koyanagi Y N Y, et al. Alcohol consumption and breast cancer risk in Japan: a pooled analysis of eight population-based cohort studies[J]. Int J Cancer, 2021, 148(11): 2736-2747.

［55］ 沈霞芬，蔡强，俞蔚，等. 心血管疾病高危人群的影响因素及其关联分析[J]. 基础医学与临床，2023，43（11）：1655-1661.

［56］ Wang H, Wang Y, Shi Z, et al. Association between dietary patterns and metabolic syndrome and modification effect of altitude: a cohort study of Tibetan adults in China[J]. Nutrients, 2023, 15(9): 2226.

［57］ Cui J, Zhaxi D, Sun X, et al. Association of dietary pattern and Tibetan featured foods with high-altitude polycythemia in Naqu, Tibet: a 1:2 individual-matched case-control study[J]. Front Nutr, 2022, 9: 946259.

［58］ Wang Q, Cui Q, Gao J P, et al. Plant-based dietary patterns and lung cancer mortality: a perspective cohort study[J]. Food Funct, 2023, 14(14): 6470-6481.

［59］ Qian Y, Che Z, Fu C, et al. Study on the association between dietary quality and overweight/obesity of Han nationality with cold in Yunnan plateau by DBI-16: a study based on a multi-ethnic cohort in China[J]. Diabetes Metab Syndr Obes, 2023, 16: 2311-2327.

［60］ Vallejo-Timaran D A, Reyes J, Gilbert R O, et al. Incidence, clinical patterns, and risk factors of postpartum uterine diseases in dairy cows from high-altitude tropical herds[J]. J Dairy Sci, 2021, 104(8): 9016-9026.

［61］ Liang S, Mijatovic J, Li A, et al. Dietary patterns and non-communicable disease biomarkers: a network meta-analysis and nutritional geometry approach[J]. Nutrients, 2022, 15(1): 76.

［62］ Ellouze I, Sheffler J, Nagpal R, et al. Dietary patterns and Alzheimer's disease: an updated review linking nutrition to neuroscience[J]. Nutrients, 2023, 15(14):3204.

［63］ Iso H. Dietary patterns and cardiovascular disease risk in Asia[J]. Nutrients, 2023, 15(11): 2481.

［64］ Guo W, Ge X, Lu J, et al. Diet and risk of non-alcoholic fatty liver disease, cirrhosis, and liver cancer: a large prospective cohort study in UK Biobank[J]. Nutrients, 2022, 14(24): 5335.

［65］ Alamnia T T, Sargent G M, Kelly M. Dietary patterns and associations with metabolic risk factors for non-communicable disease[J]. Sci Rep, 2023, 13(1): 21028.

［66］ Mekonnen B A, Oumer A, Ale A, et al. Major dietary patterns of community dwelling adults and their associations with impaired blood glucose and central obesity in Eastern Ethiopia: diet-disease epidemiological study[J]. PLoS One, 2023, 18(4): e0283075.

［67］ Nie C, Yang T, Wang Z, et al. Dietary patterns and gallstone risks in Chinese adults: a cross-sectional analysis of the China Multi-Ethnic Cohort Study[J]. J Epidemiol, 2023, 33(9): 471-477.

［68］ Yin X C, Wang W F, Li Z M, et al. The relationship between dietary patterns and blood mineral concentration among children in Hunan Province of China[J]. BMC Public Health, 2023, 23(1): 1518.

［69］ Mozaffari H, Jalilpiran Y, Suitor K, et al. Associations between empirically derived dietary patterns and cardiovascular risk factors among older adult men[J]. Int J Vitam Nutr Res, 2023, 93(4): 308-318.

［70］ Zhang Y, Wei Y, Tang D, et al. Association of major dietary patterns and different obesity phenotypes in Southwest China: the China Multi-Ethnic Cohort (CMEC) Study[J]. Eur J Nutr, 2023, 62(1): 465-476.

［71］ Lu J, Yang T, Tang D, et al. Associations between major dietary patterns and blood pressure among Southwest Chinese: a cross-sectional analysis based on the China Multi-Ethnic Cohort (CMEC) Study[J]. Nutr Metab Cardiovasc Dis, 2023, 33(5): 987-997.